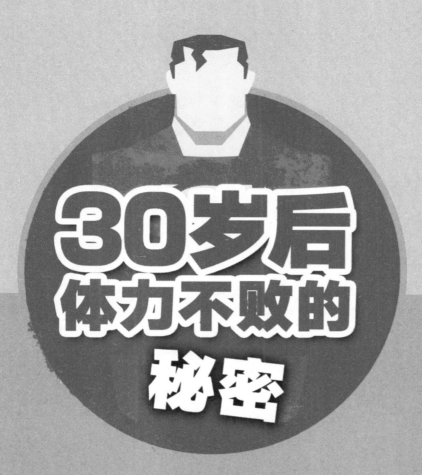

30岁后
体力不败的
秘密

[韩] 金杨中◎著

王志国　张传伟◎译

吉林科学技术出版社

　　我们每一个人都想健康地生活。健康对于任何人来说都是非常重要的问题。但是生活在现代社会的人们，尤其是繁忙的职场人士，进行自我健康管理是非常困难的。因为对于他们来说，与健康管理相比，工作更为迫切。他们经常上夜班、工作忙，压力大，经常与同事、上司、客户聚在一起喝酒，在餐桌上处理各种工作问题。然而，为了获得公司的认可，从而有更好的工作前途，他们只能忍受这些繁忙的场合。

　　对于职场人士来说，最需要锻炼身体的时间和场所，没有烟和酒的职场环境，戒烟和戒酒的方案，费用低廉的身体检查，促进精神健康的休闲娱乐活动，以及减压的方法。如果企业帮助他们养成这些健康的习惯，或者是政府制定系统的管理制度，那么对于职场人士的健康来说就更加有保障了。

　　但是遗憾的是，到目前为止，我们国家大部分单位都不具备这样的制度。因此职场人士的健康得不到保障。考虑到我国的现实情况，本书将向您介绍职场人士守住健康的方法。

　　作者毕业于医学院，在《韩民族日报》担任医疗专业记者十余年，报道医疗保健领域的新闻和有关健康的文章。《30岁后体力不败的秘密》这本书，为职场人士提供了重要的健康信息，其中包含了最有核心医学依据的内容。帮助职场人士在每一天的生活中，都能养成健康的生活习惯。

我们相信，在读完这本书，并且将其付诸实践以后，您的健康水平会大大提高。希望这本书能有助于健康文化的形成，从而为健康制度的建立做出贡献。

本书内容浅显易懂，向您介绍从起床到就寝的健康生活习惯，我们向那些饱受健康问题困扰的职场人士强烈推荐本书。

大韩家庭医学会理事长　金英植

前言

我的健康年龄是几岁

韩国男性在结婚或进入职场以后，也就是说在30岁左右的时候，体重开始增加，心血管疾病和糖尿病等疾病开始出现。这就是所谓的代谢综合征释放的"健康红灯"信号。代谢综合征是指有助于预防心血管疾病的"优质胆固醇"数值下降，同时血压、血糖、中性脂肪数值上升的现象。

韩国保健福祉部和国民健康保险公团对2010年健康检查资料和体检人诊断资料进行了分析，结果表明，进行健康体检的30岁以上的人群中，代谢综合征患者占25.6%。据调查，对代谢综合征的关注度也达到了50.1%。每两人中，就有一人出现了健康问题。

导致代谢综合征发病率上升的原因有：体重的变化、尿酸数值的上升、过度饮酒和压力等。尤其是一年之内体重增长超过1千克的人，与一年之内体重增长不超过1千克的人相比，代谢综合征的发病率要高4倍。

专家强调说，最近一段时间，代谢综合征不仅在我国，在全世界范围内都有发病率上升的趋势，在30多岁的时候，如果出现了代谢综合征，或者出现了诱发代谢综合征的因素，应控制体重增长，改变生活习惯。

外表看上去健康有活力的工薪阶层人士，体内却滋生着疾病。我们认为自己很健康，但是一些不好的生活习惯，随时危害着我们的健康。我们的实际年龄和"健康年龄"是不同的。良好的生活习惯会让我们的健康年龄低于实际年龄，而不良的生活习惯则相反。

本书的目的也在于此，通过对自己目前生活习惯的评价，寻找适合自己的健康管理方法。本书以时间表的形式，整理了一些容易付诸实践的健康习惯和法则，让你在繁忙的工作中维持健康。有些健康习惯大家都知道，但是很难付诸实践，本书就想方设法帮助大家养成这些习惯。除此之外，本书还纠正了一些错误的健康常识。还包括了保护家人健康必备的健康常识。

与担心健康相比，忽视健康更可怕。"我啥事儿没有"，让我们抛弃这种想法吧。我想再次强调的是，每两名职场人士中就有一名出现了健康问题。还有一个无法否认的事实，没有永远年轻和永远健康的人。

在健康管理问题上，不要感到羞涩，也不要在意别人的眼光，失去了健康，就等于失去了一切。不要为了应付上司、应付工作而疏忽了自己的健康，职场、上司、同事，他们都不会对你的健康负责的。

任何人都可以变得健康。让我们一步一步地养成健康的生活习惯吧。每一天都健康地生活吧。每一天健康，每个月都会健康；每个月健康，每一年都会健康；每一年健康，一辈子都会健康。

只要稍作努力，你就会感觉到自己的身体正在发生变化。你会变得更有自信、更有活力。还有什么比健康的生活更让人高兴的呢？健康每一天，健康一辈子！健康每一天，人生更多彩！

目录
CONTENTS

PART 01 🕐 7:00 – 11:00
健康从早晨开始

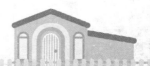

PART 02 🕐 11:00 – 18:00
健康的工作是聪明的工作

PART 03 🕐 18:00 – 23:00
下班后的4个小时决定一辈子的健康

PART 04　周末　让身体放松

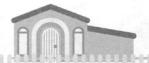

PART 05 | 👥 家人健康
守护家人健康必知的常识和习惯

PART 01

7:00 – 11:00
健康从早晨开始

一定要吃早餐，
选择杂粮饭

　　早餐是必须要吃的，早餐会让你一天精神饱满，而且可以预防肥胖。那么早饭吃什么呢？吃含有碳水化合物的食物，最好是选择杂粮饭。大豆、糙米、大麦、黑米，这些混在一起吃的话，营养会更加均衡。但是所吃的食物太多的话也有坏处，一定要注意。

　　首先，我们来仔细研究一下杂粮饭的好处。与去掉胚芽的大米相比，糙米、大豆、大麦这些杂粮在精炼之后，含有更多的钾、钙、镁、铁、锌等各种矿物质，以及维生素E和B族维生素等。还富含我们身体必需的，但是自身不能产生，只能从食物中摄取的氨基酸等物质。这些杂粮还含有大量膳食纤维，在被消化之后，能促进大肠蠕动，有助于缓解和预防便秘等疾病。根据最新的研究结果，杂粮中含有具有抗酸效果的多酚成分，对于衰老、糖尿病、高脂血症、癌症等疾病有预防效果。

　　尤其是患上糖尿病以后，更应该吃杂粮。杂粮消化慢，与大米相比，大肠吸收杂粮的速度也慢。所以吃杂粮的话，可以防止饭后血糖突然升高。其中，高粱和黍米抑制活性酶的效果最好，这种活性酶是导致血糖上升的物质。如果患有糖尿病的话，一定要经常吃高粱和黍米。

哪些人不宜吃杂粮

世上万物皆有两面性，杂粮也是如此。对有些人来说，杂粮也是有害的。其中就包括需要摄取各种矿物质的肾脏疾病患者。

就矿物质含量而言，杂粮饭比大米饭含有的磷更多。有肾脏疾病的人磷的排出和再吸收出现了问题，摄取太多磷的话，会出现身体水肿或关节痛、皮肤瘙痒等症状。肾脏疾病患者两三天吃一次杂粮饭没有太大问题，但若每顿饭都吃杂粮饭的话，这种症状会恶化。

对于胃肠功能下降的人来说，杂粮饭也是有害的。糙米中含有难以消化的纤维和胚芽，与大米饭相比更难消化。患有胃炎、胃溃疡等胃肠疾病的人，或者胃肠功能下降的人，最好不要吃杂粮饭。对于牙齿不好的老人来说，杂粮饭也不方便咀嚼，也不利于他们消化，所以老人也要注意这个问题。同样对于消化系统还不发达的儿童来说也是如此。

适量，适量

无论何时，早餐不要暴饮暴食。杂粮饭的热量绝不低于大米饭。甚至有的时候，混合的杂粮会使热量增大。作为参考，一碗米饭的热量是325千卡（1358.5千焦），而同样一碗大麦黄豆饭的热量是350千卡（1463千焦），黑米五谷饭的热量达到375千卡（1567.5千焦），一般杂粮饭的热量比大米饭高25~50千卡（104.5~209千焦）。因为大麦和大豆的热量并不比大米的更低。

杂粮饭的消化和吸收的速度比大米饭慢，如果没有胃肠等疾病的话，还是多花点时间做杂粮饭吃吧。但是吃太多杂粮的话，摄取的热量过多，也会导致体重、血糖增加。不能因为杂粮对身体好，就吃太多杂粮，这反而对身体不好。

早餐一定要选择杂粮饭！这是职场人士的第一个健康守则。

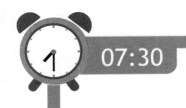

制药公司隐瞒的
维生素真相

　　在韩国，人们吃完早饭还会吃另外一样东西，那就是各种营养保健品。在疲劳、没有精力、皮肤不如以前有光泽的时候，更要吃这些东西。只要一打开电视，翻开报纸和杂志，各种营养保健品的广告扑面而来，都是劝人们购买自己的产品。

　　其中最具代表性的是维生素和 $\Omega-3$ 脂肪酸，它们都是有助于增强抗酸性的产品。很多人认为，这些成分可以帮助人们预防癌症、心血管疾病等重大疾病的发生。所以他们认为，吃一些维生素等保健品可以维持健康。

　　但是这些产品真的像广告中说的那么神奇，或者是像我们想象的那么好吗？这些成分的效果有没有得到医学上的验证呢？

　　相关研究结果表明，这些成分其实对于预防疾病没有什么效果。甚至有研究结果显示，吃太多这些人工制造的维生素，会缩短人的寿命。那么最近推出的天然维生素制剂怎么样呢？虽然到目前为止还没有对这类制剂的研究结果，但是可以推断，其效果和不良反应与合成维生素没有什么区别。所以这些制剂不要随便吃。

哥本哈根风波

　　关于维生素制剂效果的最著名研究是"哥本哈根风波"。20世纪初期，丹麦哥本哈根大学附属医院研究小组发布了关于维生素制剂的研究结论。这个研究结果给全世界带来了很大冲击，因此被称为"哥本哈根风波"。研究小组表示：一直以来，人们都认为维生素制剂是对健康有利的，但是我们的研究结果表明，维生素制剂会使人的寿命缩短。这个研究结果被普遍认为是值得相信的。因为这是基于对合成维生素制剂的服用者（调查对象多达23万余人）和全世界68篇相关学术论文进行调查研究的结果。世界医学界对此结论也表示赞同，并将这个研究结果收录进了世界顶级的医学论文集——《美国医学协会志》之中。

　　具体来说，一直在服用维生素A、维生素E和β-胡萝卜素等制剂的人，比不服用这些制剂的人死亡时间提前。和不服用这些制剂的人相比，服用这三种制剂的人死亡率要高5%，只服用维生素A的人死亡率高16%，服用β-胡萝卜素的人是7%，维生素E是4%。虽然数值不是很高，但是足以给那些一直认为维生素对健康有利的人们带来冲击。

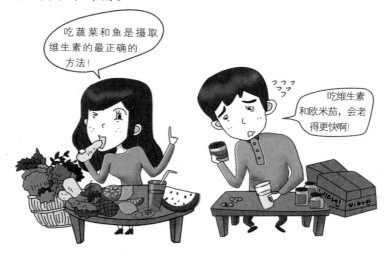

人们常吃的维生素C虽然不会增加死亡率，但是对降低死亡率也没有什么帮助。也就是说，虽然没有预防疾病的效果，但是也没有什么不良反应。常被人们提及的可以预防感冒的效果，也是没有医学依据的。

"哥本哈根风波"也被韩国的研究团队认可。韩国国立癌症中心，癌症预防诊察中心研究团队对1985~2007年在世界性论文集中发表的研究结果进行了系统分析。对其中31篇有关维生素是否对预防癌症有效的论文进行了深入分析，结果表明，维生素等抗酸性制剂对预防癌症是没有效果的。吃不吃这些制剂，癌症的发病率几乎是一样的。

癌症发病率增加

问题是，吃这些抗酸化制剂，得膀胱癌的概率会增加1.5倍。研究团队表示，水果和蔬菜里面的天然维生素，与人工制造的抗酸化制剂，在人体内部产生的作用是不同的。也就是说，人工合成的抗酸化制剂与水果蔬菜中的天然抗酸性物质在体内产生的效果完全不同。

国外也有研究表明，服用维生素制剂会增加癌症的发病率。美国国家癌症研究所对29.5万余名男性进行了为期5年的跟踪观察，并在2005年发布了研究结果。结果显示：一周之内服用7颗以上含有脂溶性维生素的合成维生素制剂的男性，比不服用维生素制剂的男性其前列腺癌发病率高30%。另外，还有临床试验表明，经常吸烟的人，如果连续服用β-胡萝卜素，肺癌的发病率会上升。

因此，由癌症和心脏疾病专家组成的美国癌症学会和美国心脏协会，不向患者和普通人推荐包括维生素在内的抗酸化制剂。

因为没有证据表明维生素制剂对癌症治疗有帮助，反而有可能增加癌症的发病率。

维生素的不良反应

除此之外，最近还有研究表明，维生素B_{12}对于预防心肌梗死等心脏疾病并没有效果，反而会增加心脏疾病和肾脏疾病的发病率。

维生素研究会的研究人员对维生素的效果和不良反应进行了研究。结果显示，维生素A和维生素E等不溶于水的脂溶性维生素制剂，不同于溶于水的维生素C、维生素A和维生素E会在体内长期积累，因此不宜过多服用。

脂溶性维生素进入我们体内以后，会停留长达3个月之久。因此即使是服用很少的量，长期服用也会产生不良反应。

医学研究表明，不管是天然维生素，还是人工维生素，大量摄取都会产生不良反应。过多摄取维生素A，皮肤和嘴唇会变得粗糙和皲裂。应该特别注意的是，产妇如果服用过多的维生素A，生出畸形儿的概率会增大。因此奉劝产妇不要服用维生素A等合成制剂。维生素D有利于吸收钙，我们在晒太阳的时候体内也会产生维生素D，但是如果再大量摄取维生素D的话，会出现食欲减退、恶心、呕吐等症状。B族维生素的不良反应有上火、皮肤瘙痒、手脚麻木、感觉异常等。维生素C的一天摄入量如果超过1克的话，容易出现腹泻、腹痛等症状，也可能会出现极其罕见的肾结石、心律不齐等现象。维生素E的不良反应是不利于伤口的凝固，尤其是在做手术之前，不要服用维生素E。经常有鼻出血等出血现象的人也要注意这一点。

最近，有一些广告宣称自己的产品是用天然材料制成的维生素制剂。但是据检测，这些制剂的效果与不良反应和现存的合成维生素制剂没有什么区别。

Ω-3脂肪酸怎么样呢

那么可不可以服用Ω-3脂肪酸呢？众所周知，Ω-3脂肪酸作为人体必需的脂肪酸，对于儿童大脑的发育和调节血液胆固醇浓度有促进作用。因此Ω-3脂肪酸在美国、欧洲等主要国家被认为是预防心脏病和心血管疾病的必备营养素。

Ω-3脂肪酸大量存在于鲭鱼、鲑鱼、金枪鱼等鱼类和贝壳类动物中。例如，食用100克鲭鱼，就能吸收1810毫克Ω-3脂肪酸。因此，在一些不经常吃鱼的国家，比如美国等国家，会建议大家多服用Ω-3脂肪酸。部分专家指出，平均每周吃鱼1~2次的人，没有必要另外摄取Ω-3脂肪酸。

自然的东西是最好的

根据以上事实，我们可以得出结论，制药公司制造的营养制剂，其主要成分是不是天然成分，是否还含有其他成分、制造过程是否规范，这些我们都不得而知，但是，目前没有任何东西能够代替天然的东西。

专家们一致认为。目前摄取维生素和Ω-3脂肪酸的最正确的方式，就是多吃蔬菜和水果，多吃没有污染的鱼肉。

五种颜色的
健康法则

　　研究人类本性和历史的一部分人类文化学者认为，人类原本是肉食动物，而另外一些学者认为，最初的人类一部分是素食动物，另一部分是杂食性动物，并展示了各种根据。他们各自拥有证据来证实自己的观点。不管怎样，现在的人类是杂食性的。

　　那么杂食性的人与肉食或者素食性的人相比，谁更健康呢？这种杂食性会不会使人得各种疾病，死得更快呢？如果做实验的话，需要对人进行数十年甚至上百年的跟踪观察，所以研究这个问题是很困难的。但是我们可以对肉食动物和素食动物做一个对比。

　　根据动物百科辞典的数据，肉食动物的平均寿命，狮子是15年，老虎是20年。素食动物的平均寿命，牛是20年，长颈鹿是20年，大象是50年。除了一些特殊情况以外，肉食动物和素食动物的平均寿命差距不大。在水里生存的海龟和鲸鱼的寿命可以超过80年，甚至比人的平均寿命还要长。因此可以说，吃的东西并不重要。因此有人主张，慢节奏的生活，才是长寿的秘诀。

有利于我们身体健康的物种颜色

早在二十多年前，世界卫生组织和联合国粮农组织的专家们就建议大家"每天都要吃5种颜色的水果和蔬菜，每一种颜色都要达到5杯的量"，这是为什么呢？1960-1970年，世界畜牧业发展迅速，人们食用肉类的数量大大增加，美国和欧洲等国家的肥胖率急速上升。与此同时，这个时期的电子产品和汽车等交通工具的发展，也减少了人们的活动量，随着肥胖人数的增加，各种心血管疾病的发病率也大幅上升。

与以前一样，饥饿仍是导致大多数贫穷国家死亡率上升的原因，但是在经济发展水平较高的国家，肥胖已经成为一个社会问题。如果大家能分享全世界的物质，那么这种问题就不会出现了，但这是不可能的。

在韩国，每三个人中就有一个肥胖患者，紧跟西方国家的步伐。因此，韩国也应该倡导人们多吃蔬菜，少吃肉。

韩国国立癌症研究中心癌症发病研究科科长名承权在《韩民族日报》上发表专栏指出，在已发表的数百篇研究结果中，均证实多吃蔬菜的人患各种疾病的概率低。名承权科长对可靠性较高的论文进行了综合分析，发现常吃蔬菜和水果的人，比不经常吃蔬菜和水果的人患胃癌、食管癌、大肠癌等消化系统癌症的发病率低25%，心血管疾病的发病率低20%以上。蔬菜和水果虽然不是让你延长寿命的必备物品，但是对预防疾病确实是有效果的。

5·5运动

那么吃什么蔬菜和水果好呢？答案是5种颜色，即红色、绿色、蓝色、黄色、白色。这5种颜色的蔬菜和水果都是我们日常生活中常见的。

比如说红色的蔬菜和水果有西红柿、西瓜、草莓等。红色蔬菜和水果中含有的类胡萝卜素等抗酸化物质丰富，比如番茄红素和β–胡萝卜素。

众所周知，番茄红素和β–胡萝卜素有抗癌效果，也有预防心血管疾病的效果。绿色的蔬菜和水果比较多，比如说我们饭桌上常见的生菜、菠菜、甘蓝、白菜等，它们富含叶绿素和黄体素，也会通过抗酸化作用抑制衰老和癌症的发生。蓝色的蔬菜和水果有茄子、蓝莓、葡萄等，其中含有白藜芦醇、花青素。黄色的果蔬有橙子、菠萝、南瓜、豆类等，不仅富含维生素C，类胡萝卜素和黄体酮也很丰富。

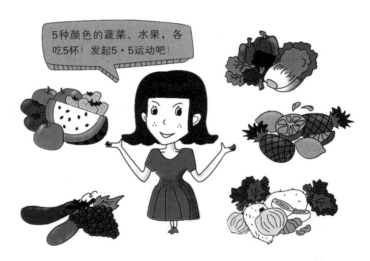

最后是白色的蔬菜水果，有萝卜、大蒜、洋葱等。这些食物含有的烯丙基化合物和异硫氰酸盐等有抗癌效果。

那么为什么吃够5杯呢？是因为要确保吃够400~500克的蔬菜。5种颜色的蔬菜和水果，每天都要吃够5杯。

每天吃的蔬菜和水果超过5种颜色没有关系，不够5种也没有关系。在繁忙的工作中，只要确保自己能吃到各种颜色的蔬菜、水果就可以了。在烙饼的时候放上葱花、韭菜、洋葱，再放点红色或黄色的辣椒，这样4~5种的颜色搭配就完成了。在做拌饭的时候也可以采用同样的方法。饭前饭后常吃各种蔬菜和水果沙拉，也是很好的习惯。

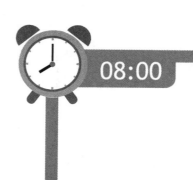

08:00

出门前换双舒服的鞋子吧

穿舒服的鞋子去上班吧。尤其是上班的时候需要经常走动的朋友，更要如此。

众所周知，高跟鞋不仅会对女性的脚带来各种疾病，而且还会对臀部、脊椎等造成影响。最近，很多女性在夏天也穿长筒靴，患脚气的人就越来越多。

底儿高的鞋对男性的健康也不好。不合脚的鞋子会产生很多问题，容易引起脚趾畸形、足筋腱炎、足底肌膜炎等疾病。

给脚趾留出足够的空间

我们来看看常见脚部疾病的发病原因。首先是脚趾畸形，尤其是大脚趾向外偏离，导致关节变形。脚趾的变形容易导致剧烈疼痛，最后不得不接受手术。如果变形程度不严重的话，换穿宽松合脚的鞋子，有利于减轻疼痛。功能性鞋子，矫正用的鞋垫等也有矫正效果。但是如果变形程度很严重的话，就不容易纠正了。如果因为脚掌或脚趾剧烈疼痛而不能行走的话，这种疼痛也可能会扩散到膝关节、腰部。

脚趾畸形有先天性的情况，但是大部分都是穿高跟鞋或者是尖头鞋等不合脚的鞋子造成的。穿不挤脚、宽松的鞋子是最好的。鞋底薄的鞋子也有好处。因为这样的话，体重不会对脚趾施加太大压力。平时在办公室的时候最好穿拖鞋，工作时穿的鞋子要给脚趾留出足够的活动空间，这样就能有效预防和减轻脚部疾病了。

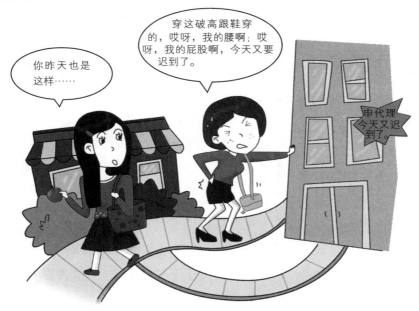

注意足底肌膜炎

　　足底肌膜炎又叫脚掌肌膜炎，是维持足底弹力的部位出现炎症并引起足底疼痛的一种病。症状主要表现为：早晨起床迈出第一步的时候，脚掌有剧烈的疼痛。这种病与脚趾畸形不同，是一种走路时体重给脚后跟带来巨大压力而造成的疾病。马拉松等过度运动、超负荷的登山运动以及长距离徒步行走，也是诱发这种疾病的原因。由于脚后跟压力过大，足底肌膜就出现了炎症。

患这种疾病的人正在增加，最近5年去医院治疗就诊的人数增加了1.6倍。

根据韩国健康保险审查评价院的资料，到医院治疗这种疾病的患者人数，由2007年的4万余人增加到2011年的10万余人。平均每年增长27%。按照性别分类，女性占55%，比男性多10%；按照季节分类，夏天发病率比秋天高。主要原因是，夏天时人们的野外活动量大。

足底肌膜炎发病初期，可以通过休息和药物治疗，或者是伸展活动来减轻疼痛。还可以用绷带或夹板固定足部，使脚腕充分休息，或者是穿戴辅助设备来减轻炎症。

要透气，不要太紧

平时穿合脚的鞋子，也是预防足底肌膜炎的重要方法。高跟鞋或厚底鞋是不提倡的。脚跟柔软的鞋子是最好的。运动之前，做足热身运动，使脚腕韧带充分放松，也是很有必要的。

脚气是一种顽疾。在古代，由于不经常洗脚，这种疾病很常见，现代人的脚气主要是因为穿不透风的鞋子造成的。最近流行的雨靴就是代表性的例子。雨靴的材质是不透风的橡胶。雨天长时间穿雨靴的话，鞋内的湿气和汗容易滋生细菌。

通风、宽松、舒服的鞋子是最好的。买鞋子的时候最好是在晚上买，因为晚上脚部的血液聚集，多少会有一些水肿。与家庭购物和网购相比，亲自去挑选鞋子最好。尤其是肥胖者，膝关节、脚腕、脊椎等比较脆弱的人，一定要穿柔软、底子低的鞋子。

正确的走路，
舒服地走路

现代人保持健康的最重要的生活习惯就是运动。在交通不怎么发达的时代，人们主要靠走路，而现代人生活在汽车、电梯甚至电视遥控器发达的时代，运动时间大大减少。

由于运动时间减少，人体摄取的热量不能完全被消耗，在我们体内堆积成脂肪。结果造成肥胖、心脏疾病、脑血管疾病、癌症等疾病的发生。另外还会造成骨关节疾病，例如骨质密度下降，造成骨质疏松等症状。

运动，运动，运动

关于运动的效果，有无数研究结果。2011年9月美国哈佛大学保健大学院的研究结果表明，每周运动2.5小时的话，患心绞痛、冠状动脉疾病等心脏病的概率会降低14%。即使是刚开始运动的人，效果也是很明显的。这是对33篇相关论文进行综合分析的结果，并刊登在了世界性的学术杂志《Circulation》上。

我们再看一下，每周运动5小时，患心脏病的概率下降20%；每周运动12.5小时，患病概率下降25%。每周的运动时间在2.5小时的基础上增加2倍，心脏病发病率下降6%；增加5倍，心脏病发病率降低11%。

从适量运动开始

研究表明，经常以走路代替电梯、饭后散步、和孩子一起去公园玩，患心脏病的概率会下降。如果不能进行有规律的活动的话，平时就增加活动量。

对于刚开始运动的人来说，一般都不知道选择什么运动项目，这时候最好的运动就是走路。走路不需要特殊的场所，也不容易受伤，无关年龄性别，谁都能做到。走路具有降血压、防止大脑衰老、增强骨质的效果。因此走路对于刚开始运动者、肥胖症患者、高血压或者糖尿病患者、心脏病患者来说都是非常好的运动。

正确的行走姿势

走路是一项非常简单的运动，但是姿势不正确的话，会对后背、颈部、肩膀等部位带来压力，造成运动后更加疲劳。首先，低头走路会对脖子、肩膀、肌肉带来压力。走路时应抬头挺胸，目光对准前方5~6米处。有些人为了走路更快，胳膊肘摇摆幅度很大，这会使背部收紧，使走姿不自然。紧缩肩膀走路的话，后背会弯曲，呼吸也不正常。因此走路时，双肩应展开，和臀部处于一个平面上。但是也不要过度展开双肩，这会使神经过度紧张，反而不好。不要太用力，自然地走路最好。

在去上班的路上，保持正确的走姿吧。要谨记，维持正确的走路姿势，我的身体会越来越健康。最好是走楼梯，不要坐电梯。有兴趣的话，从交通工具中走出来，开始走路吧！尤其是天气好的日子，一定要尝试哦！

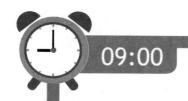

09:00

以正确的坐姿开始
一天的工作

　　大部分职场人士都是坐在书桌前度过一天中的大部分时间。看着电脑的显示器、整理材料，因此大部分时间都是低着头、弯着后背。这种姿势会造成脖子和肩膀周边的肌肉紧张，引发疼痛，甚至会对脊椎带来问题。

　　最常见的症状是，颈部周边肌肉僵硬，肩膀和后颈部疼痛。这是从颈部和肩膀周边肌肉的肌膜开始产生的疼痛，也会伴随肌膜疼痛综合征，严重时会造成颈部脊椎的变形。更严重时会造成脖子无法后仰，疼痛扩散到胳膊和手，造成手麻木。

　　这种姿势也会给脊椎形状带来问题，原本呈曲线形状的脊椎会变成"一"字形。因为坐着的时候，身体给腰部带来的压力比站着或躺着的时候大很多。即使姿势没有问题，过度的紧张和压迫，或者压力，也会对肩膀带来疼痛。主要症状为，肩部神经痛，甚至头痛。

减轻脖子和肩部肌肉疼痛的伸展运动

　　坐着的时候要采取正确的坐姿。头部不要太靠近显示器，采用显示器支架是最好的方式。另外，看材料的时候头不要太低。使用台灯的时候，维持合适的亮度也是很有必要的。

坐的时间长了，最好进行一些伸展运动。累的话，不要在意别人的眼光，站起来活动活动吧！叫上旁边的同事一起做吧，大家一起做更好。动作的要领很简单。首先，双手十指交叉，向前伸展，再向头部上方伸展，再将胳膊左右伸展，上下活动，能有效减轻肩部和颈部的肌肉疲劳。另外，将双臂置于身后，一只手抓住另一个胳膊的肘部，移动肩部和胳膊，然后换另一只手交叉进行。

除此之外，缓解颈部和肩部肌肉的方法还有：保持坐姿，背部挺直，颈部放松，身体前后左右呈圆形运动，反复进行。进行这种伸展运动的时候，尽量动作慢，一个动作大约维持10~30秒钟。做伸展运动的时候，不用刻意去调整呼吸。

紧张性肩部疼痛时，静养是最好的治疗方法。也可以用温水热敷肩部，来缓解肌肉紧张，或者利用膏药来缓解疼痛。

另外，劳逸结合也很重要。工作的时候抽出时间，去天台走走，或出去散散步，即使是短时间的运动，对减轻颈部和腰部的疼痛也有效果。

走路对大脑机能的活化也会有帮助。在大脑感知的感觉刺激中，来自腿部肌肉的刺激最多。工作进行不下去的时候，不要坐在那里，出去走走吧！

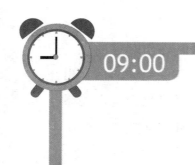

在办公室穿拖鞋

有一种症状，虽然不是致命性的，却让人感到很难堪。那就是脚臭。以前，脚臭是男性的"专利"，然而随着穿靴子的女性越来越多，脚臭也不分男女了。有脚气的人，出去聚餐脱掉鞋子的瞬间，会很尴尬。

在办公室穿拖鞋是减轻和消除脚臭的好办法。但是选拖鞋也有讲究，不要选绒多的、不通风的拖鞋，要选透气、通风的拖鞋。这样的拖鞋不会使脚出汗，即便是出汗，也会很快蒸发掉，从而抑制导致脚臭的细菌的繁殖。

为什么会有脚臭

首先，脚上分布了很多汗腺。脚部的汗腺要比其他身体部位多许多。穿不透风的鞋子走路或运动，脚会出很多汗，比其他身体部位出汗都要多。这时，脚部的皮肤细菌分解皮肤角质，出汗的话这些细菌的活动更加活跃，从而诱发脚臭。如果有脚气的话，臭味就更大了。所以在走了一天，或运动了一天以后，洗洗脚会感觉很舒适。

其次，要使脚部经常通风。拖鞋要比平时外出时穿的鞋子通风性好，在室内要养成穿拖鞋的习惯。如果条件允许的话，出汗以后就洗脚，洗完脚要让脚彻底干燥，用吹风机烘干也没关系。最好不要穿靴子和其他不透风的皮鞋，有脚臭的女性也最好不要穿长筒袜。

怎样去狐臭

狐臭产生的原因和脚臭有所不同。脚出的汗原本没有味道，是为了调节体温而分泌的。其中一部分汗液是由外分泌腺分泌的。但是，狐臭产生的原因是大汗腺分泌的汗液。这种大汗腺分布在腋下、生殖器周围、乳头周围、肚脐周围等。这种大汗腺分泌的汗液比外分泌腺分泌的汗液含有更多的蛋白质、脂肪等有机物。但是，这也不是诱发臭味的直接原因。腋窝下的细菌分解这种有机物，产生难闻的脂肪酸，才是诱发臭味的关键，从而导致狐臭，或者说腋臭。

有两种方法可以去除狐臭，那就是抑制细菌生长和减少大汗腺的分泌。抑制细菌生长的方法就是勤洗澡，保持身体干爽。另外，穿透气的衣服也是抑制细菌生长的一种方法。服用抗生素也可以，但是除非是很严重的情况，否则不建议服用抗生素。其次，涂抹抑制汗液分泌的药膏，或者接受汗液切除手术，也是一种办法。这种手术很简单，但是也不排除有副作用的可能性，所以，建议大家先采取比较保守的办法，实在没有效果的话，再接受手术。

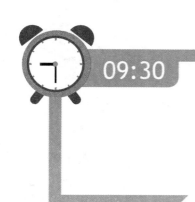

必须拒绝二手烟的理由

　　上班的时候，大家处理完繁忙的事务，往往聚在一起吸烟。即使是不吸烟的人，为了参与大家的讨论，也会端一杯咖啡和大家围在一起。这些不吸烟的人就会吸二手烟。我们都知道吸二手烟的危害。有些人自己不吸烟，但是丈夫和父亲经常吸烟，从而患上了肺癌，这种例子有很多。

　　吸二手烟和直接吸烟一样，会导致肺癌等肺部疾病，胃炎和胃癌、胰腺癌等消化系统疾病，心脏病、脑卒中等疾病，还会导致动脉粥样硬化和血管堵塞，严重时会导致截肢。

　　因此很多国家禁止在街道、餐馆、酒吧等公共场所吸烟，韩国最近也开始在餐馆、酒吧等场所实施禁烟，一些地方自治团体也试图在街道实施禁烟。越来越多的居民小区也开始宣布禁烟。这是为了保护孩子和孕妇等弱势群体免受二手烟危害而采取的措施。

二手烟和骨质疏松症

　　除此之外，拒绝二手烟还有另外一个原因。

　　最近有研究结果指出，二手烟会导致女性骨质疏松症的发生。首尔大学附属医院分院家庭医学科李基宣教授的研究团队搜集了2008~2009年国民健康营养调查资料，以其中不吸烟而且没有服用过治疗骨质疏松药物的925名55岁以上的女性为对象，研究她们的骨质密度和家族吸烟史的关系。结果显示，家族中有吸烟人士的女性，患股骨头骨质疏松症的概率比家族中没有吸烟人士的女性高3.68倍。尤其是家族中有每天吸烟超过一包（20支）的人士的女性，患股骨头骨质疏松症的概率会高4.35倍，患脊椎骨质疏松症的概率高5.4倍。

众所周知，骨质疏松是一种钙质由骨骼往血液净移动的矿物质流失现象。患者的骨质量减少，骨骼内孔隙增大，呈现中空疏松现象，所以摔倒或受到外部冲击时容易发生骨折。由于平时没有明显的发病迹象，因此患者一般不易察觉自己患骨质疏松症。一般男性在70岁以后，女性在闭经期以后，容易患骨质疏松症。

骨质疏松的危险超出我们的想象。有报告称，患骨质疏松的女性摔倒或受到冲击时，因骨折造成的死亡率和乳腺癌的死亡率差不多。虽然乳腺癌的危险更大，但是患骨质疏松的女性人数更多，因此得出这样的结论。

据调查，韩国女性在闭经期以后，患骨质疏松症的比例为30%，患骨质减少（骨质疏松的前一阶段）的比例为54%，而正常人患病比例为16%。而且年龄越大，患病比例越高，80岁以上的人群骨质疏松症患病率达70%，骨质减少发病率为27%。

利于骨质健康的生活习惯

预防这种骨质疏松症的一个很重要的方法就是拒绝吸二手烟。当然，比这个更重要的就是适量的运动和健康的饮食。从年轻的时候开始，就要特别注意预防骨质疏松。骨质密度在人体发育结束后还会继续增长，到35岁左右达到最高值，然后开始下降，这种最高值越高，越有利于预防。

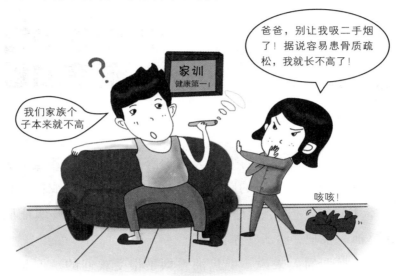

因此青年时期要尽量增加骨质密度，在骨质密度开始降低以后，要想办法使降低速度放缓。一天运动0.5~1小时，一周之内至少有3~5天进行有规律的运动，并保证钙的摄取量，有助于骨质密度的增长。尤其是每天在阳光下进行运动的话，体内能产生维生素D，有助于钙的吸收。

饮食方面也要注重对钙的吸收。据报道，2010年，66%的韩国国民钙摄取量不足。一般来说，钙的正常摄入量是每天1000毫克，65岁以上男性和闭经期以后的女性正常摄入量是1500毫克，能达到这个摄取量的人10位中达不到的有4位。含钙量比较高的食品有牛奶、奶酪等，一杯牛奶含200毫克，一片奶酪含100毫克。所以改变一下食谱吧！另外，过度饮酒和经常喝含咖啡因的饮料也会导致骨质疏松，要特别注意。

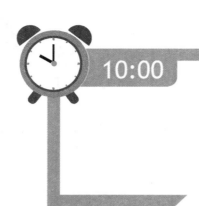

10:00

减焦不减害的
低焦油香烟

　　事实上，很多吸烟的人每天都想着要戒烟。尤其是前一天刚刚喝完酒，今天在上班的路上，就决定一定要把烟戒掉。但是往办公室书桌前一坐，这种决心就动摇了。再一次被烟征服了。"还是抽一根吧，今天少抽点。"

　　对于吸烟的人来说，低焦油香烟是很受欢迎的。但是，低焦油香烟并非人们想象的那样能够减少对健康的伤害。韩国翰林大学诚心医院家庭医学科白有真教授团队对2007年5~10月在健康检查中心进行体检的464名18岁以上男性吸烟者进行了调查，研究他们吸的烟中含有的尼古丁和焦油含量，以及他们的血液样本。结果显示，吸一般烟的男性，和吸含有尼古丁和焦油比较少的烟的男性，在发病数值和血脂数值上并没有差别。发病数值和血脂数值是被用来衡量心血管疾病发病率的重要指标。

　　我们详细地看一下研究结果。吸含尼古丁较少的烟的人有278名，其中有62人所吸的烟尼古丁含量非常少。根据尼古丁和焦油的含量，将被调查人分为三组，对他们的血液样本进行分析，结果显示，三组被调查人血液中含有的白细胞数值都在6.3~6.4之间，几乎没有差别，中性脂肪、"好胆固醇"、"坏胆固醇"的浓度也没有什么差别。

白有真教授在论文中写道："就算一个人吸的烟是所谓的低焦油香烟，他体内诱发心血管疾病的白细胞的数值和胆固醇数值也和吸正常烟的人的数值基本没有差别。"也就是说，"所谓的低焦油香烟也会导致动脉硬化、心血管疾病等疾病"。

戒烟是保障健康的必要条件。下定决心戒烟吧！最好让周围的同事帮助自己戒烟。烟瘾特别严重的话，服用一些辅助戒烟的制剂也是一种方法。一定要戒烟哦！

小便不通畅

经常想去厕所，小便不通畅，问题可能来自前列腺。

前列腺是男性独有的身体器官，女性没有。前列腺的上方是膀胱，具有贮存尿液并在到达一定储存量时排出尿液的功能。前列腺腺体的中间有尿道穿过。一般来说，前列腺的重量为20克，大小如栗子。前列腺产生的物质（前列腺液）是精液的一部分，大概占精液的30%，这种物质是保证精子生存和活性的成分。据说前列腺产生的物质含有锌成分，能防止细菌感染，但是关于前列腺的功能，并没有明确的解释。

前列腺变大的话，通往膀胱的尿道就会变窄。尿道变窄的话，就会经常产生尿意，但是到了厕所，又排不出小便。只能在厕所里尴尬地站着。膀胱里没有积满尿液，但还是迫不得已出入厕所，这种情况真讨厌。

众所周知，随着年龄的增长，前列腺也在变大。对于早已进入老龄化的西方国家来说，前列腺疾病早已是危害男性健康的疾病。现在我们国家的平均寿命也在增长，逐步进入老龄化社会，前列腺疾病也在迅速扩展。今后我国公共卫生间的使用人数也可能会增加，因此如厕时等待的时间也会变长。当然，中年男性也要注意前列腺炎的发生。另外，前列腺增大的话，也可能会导致尿失禁现象。

前列腺等男性疾病正在威胁着男性的健康。由泌尿器官领域的诊疗专家们组成的大韩泌尿器官学会发表的研究结果显示，我国患前列腺疾病的男性正在迅速增加。前列腺的平均重量也在增加。此学会对2006~2011年在首尔牙山医院进行健康检查的9333名男性的前列腺进行了对比，结果显示，30多岁男性的前列腺平均重量，从2006年的19.1克增长到了2011年的23.6克，5年内增长24%；40多岁男性，平均重量从16.7克增长到了20.9克；变化最明显的是60多岁的男性，在此期间从21.1克增长到了27克，增长28%。

此学会认为导致前列腺增大的元凶是肉类的大量食用，证据来自2011年发布的农畜产品的统计数据。2010年大韩民国人均肉类消费量是38.8千克，相对于2005年的32.1千克增长了20%。食用肉类过多，饮食中含有的动物性脂肪含量自然会增多，这就会导致前列腺的增大。

另据韩国健康保险审查评价院的资料，由于患前列腺肥大症而接受治疗的人数，2006~2011年间增长了67.3%。这些伴随有排便困难现象的患者人数5年内急剧增长。前列腺肥大必然会导致排便困难，最后不得不接受治疗，使生活质量下降。

学会给大家的建议是减少肉食的食用。另外，多做一些有氧运动，例如跑步、走路、爬山等，还要预防肥胖。

要注意自己的排便问题。年轻的时候就要开始注意观察，如果有异常的话，建议去医院检查一下前列腺。

健忘症加剧

导致健忘症的主要原因就是压力。紧张或不安，或者是压抑的时候，注意力就会在强大压力的作用下降低，导致健忘症。

减轻健忘症的方法就是适当刺激大脑。有规则的运动是很有帮助的。常做运动的话，能促进血液循环，增加脑的氧气和营养供给，使脑细胞更加活跃。而且运动本身能帮助减轻压力，预防健忘症的发生。因此一周之内最少要坚持运动3次，一次维持在30分钟至1小时。

另外，每天保持6小时以上的睡眠，也能预防健忘症。晚上不要看电视或玩手机太久。

健忘症的医学术语是"暂时性记忆障碍"，是脑记忆出现问题的一种现象。大部分健忘症会由于燥热或压力而一时加重，除此之外也会由于慢性压力、酒精中毒、药物中毒而加重。患有高血压或糖尿病等慢性疾病的患者，健忘症会更加严重。这时会产生以下几种现象：平时常用的单词一时想不起来，语言出现障碍；记不清时间和场所，判断力出现问题。

但是健忘症和痴呆不同，痴呆是由于脑细胞受损伤而造成的智力下降现象；健忘症只是单纯的记忆障碍，智力没有任何问题，常常伴随失眠等症状。但是痴呆是由于病理原因产生的，脑细胞被破坏，思考力和判断力都出现了问题，人的性格也发生了变化。健忘症患者会努力回想自己忘记的事情，而痴呆人士的思考不受自己的控制。

发现自己有健忘症的话，不要慌张。随着年龄的增长，任何人的记忆力都会下降。首先要相信自己的记忆，忘记某事的时候，不要慌张，给自己留出足够的时间思考。集中精力回想自己忘掉的某件事。为了防止注意力散漫，平时要多整理自己的日程。养成记录每一天行程的习惯，也有助于健忘症的恢复。不要过度饮酒、吸烟、喝含有咖啡因的饮料，因为这些东西会使健忘症加重。

因为口臭而苦恼

口臭有时候会严重影响我们的社会生活。有的人因为口臭，与周围人交流时自信心降低，而且尽量避免与别人交流。

首先我们来看看口臭产生的原因。很多人认为口臭是由胃肠疾病导致的，但是这种情况不多见。大部分口臭是由于口中细菌和牙齿疾病而产生的。口中的细菌会分解食物残渣和口腔黏膜上掉落的东西。在这个过程中，会产生一种难闻的气味。

一般来说，蛋白质类物质在分解的时候会产生气味。口腔内表皮细胞的构成成分也是蛋白质。在食用鱼肉和其他肉类之后，牙缝之间会有很多食物残渣。在这种蛋白质的分解过程中，会产生难闻的气味。

病理性口臭

牙齿疾病也是产生口臭的原因。牙齿疾病中，引起口臭最常见的疾病是牙周炎。这种情况下，口中流出的炎症分泌物是产生问题的原因。一般到中年时期才发生的牙周炎，经过治疗以后，口臭会得到明显改善。为预防牙周炎，要使用合适的牙刷，用正确的方法刷牙漱口，定期接受洗牙也是有必要的。建议大家每隔6个月或1年做1次洗牙。

另外，由感冒导致上呼吸道感染等疾病引起的鼻后滴流综合征也是引发口臭的元凶之一。鼻后滴流综合征是指鼻腔、鼻窦的慢性炎症状态下，炎症部位产生的脓性分泌物经鼻腔倒流，经后鼻孔流入鼻咽部、口咽部、下咽部，这种脓性分泌物的长期慢性刺激引起上述部位的继发性炎症及相关症状。原本鼻腔黏膜分泌的黏液有湿润鼻腔、净化污物、保持鼻腔干净、防止异物进入气管和肺部的作用。这种鼻腔黏液的主要成分是蛋白质，一旦倒流入鼻咽部、口咽部、下咽部，被口腔和喉咙中的细菌分解，就会产生恶臭。这时候预防口臭的方法就是治疗鼻后滴流综合征的同时，多喝干净的水，使口腔和鼻腔保持湿润。

除此之外，胃食管反流病也是造成口臭的原因。但是与上呼吸道感染和牙齿疾病相比，这种情况不多见。正常情况下，咀嚼完的食物进入胃肠以后，和胃液、消化酶一起进入十二指肠和小肠，但是与此相反，胃食管反流病患者的食物经过食管反流入口中。治疗这种疾病，除了接受正规治疗以外，还要避免巧克力、酒、咖啡等的食用。

除此之外，肾病、癌症、糖尿病、代谢性疾病、肝病等疾病也会导致口中有异味。

生活习惯性口臭

没有疾病的情况下，不良的生活习惯也会导致口臭。最常见的导致口臭的元凶就是烟和咖啡。吸烟不仅使脸和手上有烟味，也使口中有异味。吸烟的人，口腔会变得干燥，口臭更加严重。

喝完咖啡或吃完巧克力之后，口臭也会加重。同时也会对牙齿健康带来危害。因此，吃完这些食物之后，一定要刷牙。除此之外，吃完洋葱、芝士等食物以后，口腔中会有食物残留，造成口臭。吃完这些食物之后，一定要用牙刷彻底清理牙齿中的食物残渣。

　　大部分人起床之后口臭很严重。这是因为睡觉的过程中，唾液的分泌量减少或没有分泌，口腔变得非常干燥。当然，睡前没有刷牙，或者是刷完牙之后口腔中还有食物残渣，食物腐坏之后就会产生气味。因此，睡觉前一定要仔细刷牙，尤其是要清理舌面。使用舌面清洁器是很好的方法，将舌面从舌根往舌尖来回刷3~5次，会有很好的效果。

担心有黑眼圈

　　有些人因为眼睛下面像阴影一样的黑眼圈而苦恼。这种黑眼圈也叫"熊猫眼"，有人认为，黑眼圈加重的话，说明人非常疲劳或者是年龄增大，把它当作健康的标志。其实，在压力大的时候，黑眼圈也会加重，因此有关医学专家认为，并不能把黑眼圈和某种疾病联系在一起。

　　眼部下方血管丰富，脂肪组织薄弱，因此黑眼圈也有先天性的。有些人户外活动比较多，经常晒太阳导致黑色素沉淀，产生黑眼圈。

　　女性在月经前后也会出现暂时性的黑眼圈。在身体疲劳或精神压力大的情况下，黑眼圈会更严重，眼睛也有可能水肿。这时候如果揉搓眼睛的话，血液会聚集在眼眶，黑眼圈会加重，对此要注意。一些化妆品如眼影、睫毛膏擦不净的话，残留物也会导致皮肤色素沉淀。

黑眼圈和疾病的关系

　　有些人由于黑眼圈加重，就怀疑是不是胃肠和肝脏出现了问题。事实上，眼周围的皮肤非常薄弱，血管十分丰富，对身体的变化和外部环境的变化比较敏感。因此雌性激素等激素分泌异常，或淋巴和血液循环异常的话，黑眼圈容易加重。

与其他症状不同，黑眼圈不能通过饮食来调节。一些媒体说，鲢鱼有助于消除黑眼圈，这是没有医学根据的。维生素自身具有防止皮肤老化、减少皱纹等功效，因此很多人认为其对于黑眼圈的预防也有效。黑眼圈加重的话，要避免吃使眼睛水肿的食物。

晚上吃含糖分过多的食物，容易造成次日早晨眼角、脸部、手部水肿。眼部和脸部水肿的话，不要用手揉搓，用毛巾冷敷，炎症就会消失。这种方法对于消除黑眼圈很有效果。

怎样消除黑眼圈

想要消除黑眼圈，首先要找到黑眼圈的发生原因，对症下药。医学界一般的治疗方法是，对由眼部脂肪造成的黑眼圈，进行吸脂手术；对由静脉和毛细血管问题造成的黑眼圈，进行血管治疗；对由色素沉淀造成的黑眼圈，使用维生素和美白软膏；对皱纹过多产生的黑眼圈，通过减少皱纹来消除黑眼圈。

日常生活中，预防黑眼圈要注意的事项有：不要经常揉搓眼睛；不要在太阳下暴晒；减轻压力。具体来说，不要让眼睛过度劳累，适当闭眼休息。压力过大的话，可以通过运动来减轻压力。户外运动的时候，涂抹防晒霜，防止紫外线对皮肤的伤害。卸妆时要彻底擦净眼影等化妆品，洗完脸以后使用保湿乳，使脸部保持湿润。另外，吸烟、饮酒影响皮肤健康，要尽量避免。

PART 02

11:00 – 18:00
健康的工作是聪明的工作

让午餐时间超过
15分钟吧

在许多欧洲国家，人们吃饭的时间都维持1~2个小时。而在韩国，每10个人中，有9个人的吃饭时间不超过15分钟。

高丽大学医学院家庭医学科金道勋教授团队以2007~2009年接受健康体检的8771位人士为对象进行了调查，结果显示，吃饭时间不到5分钟的人数占8%，吃饭时间在5~10分钟之间的人数占44.4%，10~15分钟之间的占36.2%。在被调查的人中，吃饭时间不超过15分钟的人占到88.6%。

我们知道，吃饭速度过快是不好的习惯。金道勋的教授团队也证实了这一点。吃饭时间越短，血脂数值和体重指数越不正常。

吃饭时间和健康年龄成反比

男性的吃饭时间不超过5分钟的话，血液中的中性脂肪平均数值为160.3毫克/分升，比吃饭时间超过15分钟的男性的平均数值144毫克/分升高16.3毫克/分升。中性脂肪的数值越高，患动脉硬化、高脂血症的可能性越大，结果导致患心脏疾病和中风等严重疾病的可能性也增大。

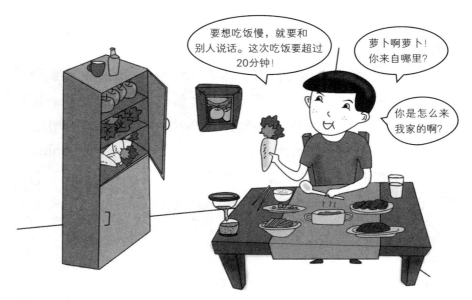

　　不仅如此，对比将体重（千克）和身高的平方（米²）进行计算而得出来的体重指数，吃饭时间不超过5分钟的人的这种平均指数为25.1，属于肥胖范围；而吃饭时间超过15分钟的人的这种平均指数为23.6，属于正常范围。

　　吃饭速度越快，摄入的热量越多。吃饭时间不足5分钟的话，摄入的平均热量为2183千卡；吃饭时间超过15分钟的话，摄入的平均热量不超过2071千卡。对食物进行慢慢咀嚼，能促使咽下的食物被吸收，使饱腹感传入大脑，饭量就会逐渐减少。

　　这个调查结果显示，吃饭时间不足5分钟的人相比超过15分钟的人，热量的摄入量多110千卡。这相当于1/3碗饭的热量。因此吃饭不足5分钟的人的平均体重会额外增加4千克。女性的情况也是一样，吃饭时间越短，中性脂肪数值、体重指数、摄取的热量也就越高。

慢慢享用

众所周知，中性脂肪数值、体重指数等与心脏病和脑血管疾病，甚至癌症的发生都有关系。这些数值越高，脑卒中、心肌梗死、心绞痛的发病率越高，大肠癌、乳腺癌的发病概率也会增加。

从今天开始延长吃饭时间吧，让食物在你的口中被咀嚼30次以上。一边和同事聊天，一边享用午餐。与吃饭慢的同事在一起吃饭，也是一种延长吃饭时间的方法。如果吃饭时间能够延长至20分钟，那是再好不过的。因为吃饭时间越长，健康年龄越年轻。

拒绝喝汤吧

众所周知，吃太咸的食物对身体有害。西方医学界认为，吃过于咸的食物是一种不好的生活习惯，会增加胃癌、高血压等各种心血管疾病的发病率。

首先解释一下高血压。吃的越咸，血液中的钠浓度越高，血流量增大，使得血管变窄，血压随之升高。有研究结果表明，爱吃咸的人，其高血压发病率比不爱吃咸的人高。

但是也有研究指出，吃咸和血压的高低没有关系。并指出血压可能受到人种和民族、饮食文化和饮食种类、交通手段的普及、肥胖率、运动习惯等因素的影响。

胃癌和饮食之间的关系，在吃盐比较多的韩国和日本得到了确认。尤其是日本代表性的咸食品——鱼酱，有研究结果指出，吃太多鱼酱的人患胃癌的可能性会增大。世界癌症研究财团也曾经指出：饮食习惯偏咸的话，患胃癌的可能性会增大。在韩国，有人怀疑鱼酱和泡菜是导致胃癌的原因；但是也有人认为，泡菜中包含的各种蔬菜有助于防止胃癌的发生，因此胃癌和泡菜没有关系。

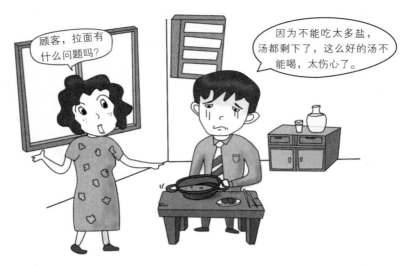

　　不管怎么说，吃太多盐，对身体不好，这在西方医学界已经成为共识。世界卫生组织建议人们将每日的钠摄入量控制在2000毫克以内，即盐的摄入量控制在5克以内。但是根据2010年国民健康统计显示，韩国人每日的盐摄入量为13克，是世界卫生组织建议摄取量的2.6倍。

　　经常下馆子的30多岁的男性，每日的盐摄入量为17克，是吃盐最多的群体。虽然其他国家的盐摄入量也比世界卫生组织建议的量多，但是英国的每日8克的盐摄入量，与韩国相比明显低了很多。

将每日盐摄入量降低3克

　　事实上，在我们的国家，盐是必不可少的食物，吃低盐的食物是很困难的事情。所以建议大家不要喝含有各种调料的汤，比如拉面、冷面、炸酱面、牛杂汤、牛肉汤等食物的汤，尽量少喝这种汤，最好一点儿也不喝。

　　一碗泡面中就含有2000毫克钠，也就是说5克盐。仅仅吃一碗泡面，就已经摄入了每日所需的盐。一碗泡面中70%的钠都在汤里。

也就是说，不喝汤的话，盐的摄入量就不会太多。韩国食品药品安全局在2011年展开了"低钠运动"；2012年，泡面中的钠含量降低至了1700毫克；预计到2015年，这个数值会降低至1500毫克。如果将泡面中的钠含量降低至500~600毫克，那么就可以有效减少人们的钠摄入量了。

根据韩国食品药品安全局的调查结果，冷面中含有的钠高达4000毫克，酱汤和泡菜汤中含有的钠分别为2020毫克和1960毫克。这3种食物含有的盐分都很多。那么有人会问："冷面的汤可以不喝，那么酱汤和泡菜汤本来就是汤，怎么能不喝呢？"答案只能是"少吃这些食物"了。这些还不是咸食物的代表。拌冷面、炸酱面中含有的钠也很多，分别达到2600毫克和2700毫克。餐馆里的食物普遍存在钠含量多的问题。

将每日盐摄入量降低3克的话，因心血管疾病而引发的死亡率能降低2.7%~4.4%，这是美国的一项研究结果。如何降低盐的摄入量呢？在家做饭的时候，尽量少放盐；在外面吃饭的时候，要养成不喝汤的习惯。

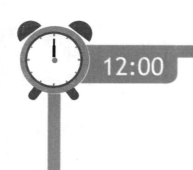

这种情况下不要刷牙

　　饭后3分钟以内刷牙，刷牙超过3分钟，每日刷牙超过3次，这是人人都知道的保护牙齿健康的常识。许多牙科医生指出，这种"3·3·3"刷牙法则是最基本的，而且吃完零食以后，最好也要刷牙。

　　专家建议，睡觉之前一定要刷牙。睡觉的过程中，由于嘴不活动，牙齿之间的食物残渣会使细菌活跃度增强，引起蛀齿，影响牙齿健康。

正确的刷法方法

　　人们都认为，为了清除牙齿之间的残留物，采取上下刷牙的方法是正确的。最近有人指出，用牙刷在牙齿上转动的方法，更有利于清除牙齿之间的食物残留。选择含氟的牙膏最好。牙科医生指出，正确的刷牙方法能减少85%的牙齿疾病发病率。

　　用牙线或者是功能保健型牙刷，喷水式的器具来清理牙齿之间的食物残留，也是很有效的。

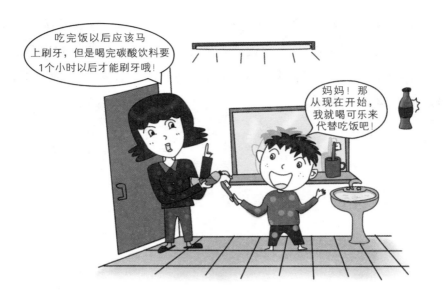

保护牙齿健康，还需要注意几点。首先要注意的就是，喝完碳酸饮料之后不能马上刷牙。一般来说，吃完饭后要在3分钟以内刷牙，这是为了防止附着在牙齿表面的食物残渣在细菌的作用下变成牙结石。

以下几种情况不应刷牙

牙科医生建议，刚刚喝完碳酸饮料的情况下，不要立即刷牙。顾名思义，碳酸饮料中的"碳酸"一词说明这种饮料是酸性的。不同种类碳酸饮料的酸性不同。牙膏中含有一种叫作"研磨剂"的物质，这种酸性成分遇到研磨剂以后，会破坏保护牙齿的珐琅质。这时候，不刷牙反而会减少对牙齿的磨损。

因此建议大家，在喝完可乐或雪碧等碳酸饮料以后，过30分钟或1小时再刷牙。因为喝碳酸饮料时，口中会产生唾液来中和碳酸。喝完碳酸饮料以后不要刷牙，最好用水漱口。

喝完啤酒和咖啡之后也是如此。那么，一边喝酒或碳酸饮料，一边吃下酒菜或零食的话，应该怎么办呢？正确的方法是，吃完食物以后3分钟以内只用牙刷和水刷牙漱口，过30分钟或1小时之后，再正式刷牙。

12:00

刷完牙以后吃木糖醇

　　吃木糖醇有利于牙齿健康，已经成为人们的常识。众所周知，我们口中能引起蛀齿的细菌是变形链球菌。彻底清除口腔中的变形链球菌，蛀齿现象可能不再发生。但是微生物学家指出，这种细菌有助于保持口腔健康。这就是所谓的"共生"理论，变形链球菌虽然能引起蛀齿，但是当我们身体的免疫平衡被打破的时候，这种细菌也有助于预防其他疾病。虽然众说纷纭，但这确实是不能用抗生素杀死变形链球菌的原因之一。

变形链球菌与木糖醇的关系

　　虽然有这种"共生理论"的存在，但是想要维持牙齿健康的话，也不能让变形链球菌过度繁殖，木糖醇便扮演着切断变形链球菌繁殖链条的角色。从生长于芬兰等高纬度国家的白桦树中提取的木糖醇，被当作一种甜调味料使用。但是与砂糖不同，木糖醇不会成为变形链球菌的食物，反而能消灭这种细菌。虽然木糖醇和砂糖都有甜味，但是两者内部结构不同，木糖醇不会产生导致蛀齿产生的酸。另外，还有研究结果指出，变形链球菌在遇到木糖醇以后，对砂糖没有任何反应。

木糖醇的作用不限于此，它还有助于消灭导致蛀齿和牙菌斑，并且含有许多有利于牙齿健康的成分。

但是也不要过度相信木糖醇的效果。有人指出，为了能达到更好的预防效果，一次吃两粒木糖醇更好。也不要试图用咀嚼木糖醇来代替刷牙等其他的牙齿健康管理。饭后要先刷牙，再吃木糖醇。

不要过度相信牙龈药

电视和其他媒体经常报道，牙龈药有助于牙齿健康。制药公司之间相互竞争，大打广告。

但是，牙科专家一致认为，牙龈药效果有限。例如，牙龈出现问题的话，吃牙龈药之后，人们会暂时感到牙龈坚固了，但是牙龈下面的牙床仍然继续被破坏。因为这种药本来就不能完全治愈牙龈下面的疾病。要先通过牙科诊疗，待齿苔和牙结石消失之后，再服用牙龈药辅助治疗。

12:15

正确的午睡姿势

如果有春困症的话，午休20分钟有助于缓解疲劳、提高注意力。但是错误的午睡姿势也会导致腰疼等症状。韩国一家医院对160余名职场人士进行了设问调查，调查他们的午睡姿势，结果显示，10名人士中有7名人士的午睡姿势不正确。

延世大学SK医院对161名20~30岁的职场人士进行了调查，结果显示，121人因春困症或疲劳有睡午觉的习惯，占总人数的75%。其中有86人（71.1%）的午睡姿势不正确而对腰部和颈部带来不良影响。

趴在书桌上、枕着胳膊午睡的人最多，占46.3%；坐在椅子上、后仰脖子午睡的人占17.4%；用手托住下巴午睡的人占4.9%。这说明，很多人的午睡方式不正确，而这种不正确的午睡方式，不仅不能减轻疲劳感，反而会使身体某部位的疼痛加重。25.6%的人回答"睡完午觉依然疲惫"，23.1%的人回答"睡完午觉以后感觉更不爽"，甚至有4.1%的人回答"睡完午觉疼痛加重，注意力下降"。

韩国脊椎研究中心的千世明科长说："午睡姿势不正确的话，不仅不能减轻疲劳，还会对腰部和颈部带来问题，危害身体健康。"有9.9%的人在午睡时会在书桌上放置软垫，或利用休息室的简易沙发午睡，这种午睡姿势相对来说能减轻腰部和颈部的压力。

一定要避免的姿势

专家指出，职场人士最常见的午睡姿势——趴在书桌上、枕着胳膊午睡，对腰部健康非常不利。这种姿势会给椎间盘带来压迫，同时也会对支撑脊椎的肌肉带来负担，严重时会导致腰间盘疾病和脊椎弯曲等疾病，要特别注意。

坐在椅子上、后仰脖子午睡，会对颈部肌肉带来负担，容易引起紧张性头痛，也有可能引起颈部韧带扭伤。

手托下巴午睡容易引起颈骨问题，长时间这样午睡的话，颈骨会发生变形。

要想通过短暂的午睡来减轻疲劳、提高工作效率的话，要找到舒服的午睡方式，避免给腰部、颈部带来压力。如果条件允许的话，可以在椅子上放置高度达到颈部的靠垫。为使双腿伸开，建议使用低矮的椅子或折叠椅。使用软垫或软毛巾，有助于维持脊椎曲线，减轻腰部负担。

建议午睡之后，进行简单的伸展运动。即使午睡姿势正确，长时间保持坐姿，也会使肌肉僵硬，血液循环不畅。午睡之后，简单的伸展运动能缓解肌肉紧张。另外，午睡时间过长会影响晚上的睡眠，因此午睡最长不要超过30分钟。

眨眨眼，更健康

　　韩国的早春、秋季和冬季天气比较干燥。我们身上对干燥的天气最为敏感的部位就是眼睛。眼球表面干燥的话，眨眼的时候眼睛会很涩，也可能会产生疼痛。而且眼睛容易疲劳，会降低工作效率。对于长时间盯着电脑屏幕看的职场人士来说，眼球更容易干燥。

　　解决和预防干眼症的方法很简单。长时间看电脑屏幕的话，暂时休息一下，眨眨眼睛就可以了。眼疲劳非常严重的话，使用常见的眼药水也可以。另外要注意的是，眼睛出现炎症或有其他疾病的话，也容易出现干眼症。

干眼症的原因和症状

　　所谓干眼症，就是指眼睛干燥并伴有瘙痒，就像眼睛里面进了灰尘等异物一样。一部分人的症状是眼睛冰冷，或者眼睛有热辣感而且充血。也有人遇到冷风，眼泪就流个不停。

　　大部分干眼症是由初春、秋季和冬季的干燥天气造成的。而且室内温度过高，或者开空调导致室内干燥的话，干眼症会更严重。在大风天气外出，长时间看电脑屏幕时眨眼频率降低，导致眼球干涩，这些都会导致眼睛异常。与其他疾病一样，和年轻人相比，中年人干眼症发病率比较高，因为中年人的泪液分泌较少。也有研究指出，临近闭经期时，人体激素的变化也会导致干眼症。

有利于眼健康的生活习惯

干眼症是非常常见的症状。值得庆幸的是，这种病不是非常严重，也鲜有慢性干眼症。但是一旦得了干眼症，会对我们的生活带来不便，因此平时要多加注意。首先要做的就是使室内维持一定的湿度。使用加湿器，或者是悬挂湿毛巾，使室内湿度保持60%以上。同时，要补充足够的水分，防止体内缺水。保持眼睛周围干净也很重要，建议大家用干净的湿毛巾擦拭眼睫毛，防止异物堵塞泪管。

如果使用电脑时间过长的话，建议每小时休息10分钟。在工作的过程中，有意识地眨眨眼睛，使眼球表面保持湿润，促进泪液循环。

如果戴隐形眼镜的话，有必要经常使用不含防腐剂的眼药水。但是，如果眼球突然充血，或者仅在春天有干眼症的话，最好不要戴隐形眼镜。因为这种现象可能意味着角膜炎的发生。

破坏分泌器官的干燥综合征

由眼皮炎症导致的干眼症，发病原因和治疗方法不同。这时候，只使用眼药水是没有效果的，接受正规治疗才能减轻症状。

虽然非常罕见，但是干燥综合征等疾病也会导致干眼症。

　　干燥综合征是免疫疾病的一种，这种疾病会导致我们身体的泪腺、汗腺、唾液腺、皮脂腺不能发挥正常功能。因此会造成眼球表面干燥产生干眼症，口腔干燥产生蛀齿和牙周疾病，严重时会导致体重减轻、营养不均衡等。这种综合征的发病和人种、年龄无关，主要发生在女性身上。

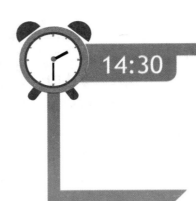

14:30

咖啡，喝还是不喝

许多职场人士喜欢在吃完午餐后，和同事一起去咖啡店聊天，认为这是一天之中最惬意的事。但是，有传言说咖啡喝多了有害健康，这让很多职场人士开始担心。所以有些人会去咖啡店点一杯果汁来代替咖啡。

咖啡是否有害健康？关于这个话题的争论，远比我们想象的复杂。早在1980–1990年就有研究结果指出，咖啡会增加胰腺癌、乳腺癌等癌症，以及胃食管反流病等胃肠疾病的发病率。另外，也有人指出，咖啡会导致高血压和失眠。

但是，最近有一些研究结果指出，咖啡有助于预防各种癌症。因此有人怀疑，这是不是咖啡制造厂商赞助的结果。

认为咖啡有好处的研究结果如下：

瑞典卡罗林斯卡研究团队的研究结果显示，女性每天喝5杯以上咖啡的话，乳腺癌发病率会降低33%~57%。由于此研究结果和之前的不同，自然吸引了全世界的目光。研究团队对5929位50~74岁的女性进行了调查，其研究结果被认为具有可靠性，并被刊登在了乳腺癌领域的权威论文集中。

有研究结果认为咖啡能降低女性大肠癌的发病率。日本国立癌症中心对9.6万余名40~60岁的男女进行了为期12年的跟踪观察，结果显示，每天喝3杯以上咖啡的女性比不喝咖啡的女性的大肠癌发病率低50%以上。

咖啡对于男性来说也有防癌的作用，尤其是前列腺癌。美国哈佛大学保健学院研究小组自1986年开始，对4.7万余名美国人进行了为期22年的追踪调查，结果显示，平均每天喝6杯咖啡的男性患前列腺癌的概率低20%，导致前列腺癌发病的致命性物质也减少60%；平均每天喝1~3杯咖啡的人，患致命性前列腺癌的概率也降低了30%。有关专家认为，咖啡之所以能预防各种癌症，是因为咖啡中含有抗酸性物质。

但是，认为咖啡有害健康的研究结果也不少。美国内华达大学医学院研究小组的研究结果表明，每天喝超过4杯的咖啡，怀孕概率降低25%，因为咖啡的主要成分之一的咖啡因会抑制卵子的活动。也有研究结果指出，咖啡中的咖啡因会导致失眠、肥胖等疾病。

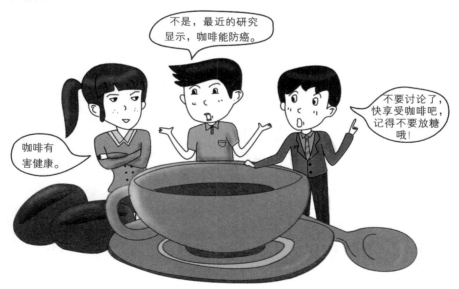

众所周知，肥胖容易导致心血管疾病、糖尿病、高血压等疾病。因此有研究结果指出，咖啡会导致骨质疏松、过敏性肠症候群，还会影响儿童的骨骼生长。

综合以上研究结果，我们很难确定到底要不要喝咖啡；喝的话，喝多少。答案只能是，不要顾虑太多，想喝的时候就喝吧。但是咖啡中放糖的话，对身体是有害的，因此喝咖啡不要放糖。

腕管综合征

　　我们工作时间久了，手腕和手指会出现发麻现象，那么我们就要注意了，是不是使用电脑过度？是不是给手指和手腕带来了太多压力？很多人在有了这些症状以后，怀疑自己是不是出现了颈椎间盘等脊椎疾病，甚至去大医院接受检查。但是大部分情况不是由脊椎疾病造成的，而是由一种叫作"腕管综合征"的疾病造成的。

　　腕管综合征是一种通向手指的神经在手腕部位受到了压迫而产生的症状，主要表现就是手指感觉异常、握住物体时没有力气、手部疼痛等。

手为什么冰冷发麻呢

　　首先我们来看一下这种疾病的发病原因。手腕用力的时候，我们能看到两条笔直的韧带。手腕中还有很多调节双手活动和感觉的神经，这种神经用肉眼看不到。有一种黏膜包围着这些韧带、神经和血管，如果使用电脑时间过长，或者过度使用手腕的话，这种黏膜就会变得僵硬，给神经和血管带来刺激。

发病初期，手会发麻，而且伴有轻微的疼痛，严重时疼痛加剧，甚至影响睡眠。抓住物体时手部没有知觉，甚至连筷子这种很轻的物体都拿不起来，也会有这种情况发生。随着年龄的增长，这种黏膜越来越僵硬，综合征也会随之而来。但是最近20~40岁的年轻人也经常出现这种疾病，原因就是长时间的使用电脑造成的。

注意休息和伸展运动

预防腕管综合征的方法就是使用电脑的时候经常让手腕休息，每隔40~50分钟，就要让手腕和手指休息10~20分钟。使用电脑时，姿势也很重要。正确的姿势是，让手指的高度和手腕的高度保持一致，不要让手腕过度弯曲。使用键盘和鼠标的时候，利用鼠标垫等软垫也能减轻手腕的压力。

过度使用电脑的话，手腕伸展运动有助于减轻压力。双手向前伸展，手指交叉，手掌对着墙壁向前推，轻轻用力。伸开双手，手指向上，用另一只手将手指向后折，这种动作有助于预防和减轻腕管综合征。

应特别注意的是，颈部肌肉和脊椎异常的话，也会导致胳膊疼痛和感觉异常。例如用脖子和肩膀夹住电话，用这种姿势长时间通话的话，颈部肌肉会变得紧张，引发胳膊和手腕疼痛。另外，还可能会导致颈部肌肉中的胸锁乳突肌、上部斜方肌紧张及头痛。

在这种情况下，只要采用正确的姿势，就能减轻或消除疼痛。做一些伸展运动也有助于减轻颈部周围肌肉和韧带的紧张。

用左手（或右手）抓住右边（或左边）耳朵上部，向左（或右）拉扯，维持15秒钟并反复进行。还可以双手下垂，用肩膀做画圆的运动，反复进行10次左右。这些都是很简单的动作。

　　问题在于颈部的脊椎疾病，在医学上被称为"颈椎间盘突出"。这种疾病是由原本处于颈部正确位置的椎间盘脱离原位，触及神经而产生的症状，不仅疼痛难忍，而且容易导致感觉麻木和运动障碍。大部分患者疼痛难忍，不得不去就医，而且这种疾病容易和其他疾病混淆，因此要注意这一点。

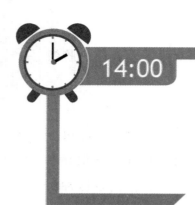

14:00

关于阳光的健康学

韩国有一句俗语叫作"春天晒儿媳，秋天晒女儿"。意思就是春天的阳光对人体有害，而秋天的阳光有利于身体健康。最近的研究表明，这句话说的没错。

冬日里不怎么晒阳光，到了春天，突然被强烈的阳光照射的话，我们的皮肤难以适应，容易出现皮肤老化、黑痣、雀斑等皮肤疾病。相反，皮肤适应了春天和夏天的强烈阳光之后，到了秋天就不会对相对较弱的阳光感到不适了。

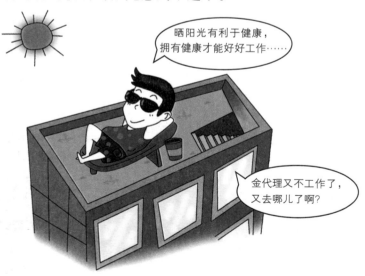

晒阳光有利于健康，拥有健康才能好好工作……

金代理又不工作了，又去哪儿了啊？

健康是
送给自己的
最好礼物

Health is the best gift to give yourself

2015

🕐 **30岁后体力不败的秘密**

CALENDER 2015

2015.1

一	二	三	四	五	六	日
29	30	31	1	2	3	4
初八	初九	初十	元旦	十二	十三	十四
5	6	7	8	9	10	11
十五	小寒	十七	十八	十九	二十	廿一
12	13	14	15	16	17	18
廿二	廿三	廿四	廿五	廿六	廿七	廿八
19	20	21	22	23	24	25
廿九	大寒	初二	初三	初四	初五	初六
26	27	28	29	30	31	1
初七	腊八节	初九	初十	十一	十二	十三

2015.2

一	二	三	四	五	六	日
26	27	28	29	30	31	1
初七	腊八节	初九	初十	十一	十二	十三
2	3	4	5	6	7	8
湿地日	初三	立春	十六	十七	十八	二十
9	10	11	12	13	14	15
廿一	廿二	祭灶节	廿四	廿五	情人节	廿七
16	17	18	19	20	21	22
廿八	廿九	除夕	春节	初二	初三	初四
23	24	25	26	27	28	
初五	初六	初七	初八	初九	十一	

2015.3

一	二	三	四	五	六	日
23	24	25	26	27	28	1
初五	初六	初七	初八	初九	初十	十一
2	3	4	5	6	7	8
十二	十三	十四	元宵节	惊蛰	十七	妇女节
9	10	11	12	13	14	15
十九	二十	廿一	植树节	廿三	廿四	廿五
16	17	18	19	20	21	22
廿六	廿七	廿八	廿九	春分	龙头节	初二
23	24	25	26	27	28	29
初四	初五	初六	初七	初八	初九	新一
30	31	1	2	3	4	5
十一	十二	愚人节	十四	十五	十六	清明

2015.4

一	二	三	四	五	六	日
30	31	1	2	3	4	5
十一	十二	愚人节	十四	十五	十六	清明
6	7	8	9	10	11	12
十八	十九	二十	廿一	廿二	廿五	廿四
13	14	15	16	17	18	19
廿五	廿六	廿七	廿八	廿九	至十	初一
20	21	22	23	24	25	26
谷雨	初三	地球日	初五	初六	初七	初八
27	28	29	30	1	2	3
初九	初十	十一	十二	劳动节	十四	十五

2015.5

一	二	三	四	五	六	日
27	28	29	30	1	2	3
初九	初十	十一	十二	劳动节	十四	十五
4	5	6	7	8	9	10
五四青年节	十七	立夏	十九	二十	廿一	母亲节
11	12	13	14	15	16	17
廿三	廿四	廿五	廿六	廿七	廿八	廿九
18	19	20	21	22	23	24
初一	初二	初三	小满	初五	初六	初七
25	26	27	28	29	30	31
初八	初九	初十	十一	十二	十三	十四

2015.6

一	二	三	四	五	六	日
1	2	3	4	5	6	7
儿童节	十六	十七	十八	环境日	芒种	廿一
8	9	10	11	12	13	14
廿二	廿三	廿四	廿五	廿六	廿七	廿八
15	16	17	18	19	20	21
廿九	初一	初二	初三	端午节	父亲节	
22	23	24	25	26	27	28
夏至	初七	初九	初十	十一	十二	夏至
29	30	1	2	3	4	5
十六	十七	建党日	十七	十八	十九	二十

2015.7

一	二	三	四	五	六	日
29	30	1	2	3	4	5
十四	十五	建党节	十七	十八	十九	二十
6	7	8	9	10	11	12
廿一	小暑	廿三	廿四	廿五	廿六	廿七
13	14	15	16	17	18	19
廿八	廿九	三十	初一	初二	初三	初四
20	21	22	23	24	25	26
初五	初六	初七	大暑	初九	初十	十一
27	28	29	30	31	1	2
十二	十三	十四	十五	十六	建军节	十八

2015.8

一	二	三	四	五	六	日
27	28	29	30	31	1	2
十二	十三	十四	十五	十六	建军节	十八
3	4	5	6	7	8	9
十九	二十	廿一	廿二	廿五	立秋	廿六
10	11	12	13	14	15	16
廿七	廿八	廿九	三十	初一	初二	初三
17	18	19	20	21	22	23
初四	初五	初六	七夕节	初八	初九	处暑
24	25	26	27	28	29	30
十一	十二	十三	十四	中元节	二十	三十
31	1	2	3	4	5	6
十八	十九	二十	廿一	廿二	廿三	廿四

2015.9

一	二	三	四	五	六	日
31	1	2	3	4	5	6
十八	十九	二十	廿一	廿二	廿五	廿四
7	8	9	10	11	12	13
廿五	白露	廿七	教师节	廿九	三十	初一
14	15	16	17	18	19	20
初二	初三	初四	初五	初六	初七	初八
21	22	23	24	25	26	27
初九	初十	秋分	十二	十五	十四	中秋节
28	29	30	1	2	3	4
十六	十七	十八	国庆节	二十	廿一	廿二

2015.10

一	二	三	四	五	六	日
28	29	30	1	2	3	4
十六	十七	十八	国庆节	二十	廿一	廿二
5	6	7	8	9	10	11
廿三	廿四	廿五	寒露	廿七	廿八	廿九
12	13	14	15	16	17	18
感恩节	初一	初二	初三	初四	初五	初六
19	20	21	22	23	24	25
初七	初八	重阳节	初十	十一	霜降	十三
26	27	28	29	30	31	1
十四	十五	十六	十七	十八	十九	二十

2015.11

一	二	三	四	五	六	日
26	27	28	29	30	31	1
十四	十五	十六	十七	十八	十九	二十
2	3	4	5	6	7	8
廿一	廿二	廿五	廿四	廿五	立冬	廿七
9	10	11	12	13	14	15
廿八	廿九	三十	初一	初二	初五	初四
16	17	18	19	20	21	22
初五	初六	初七	初八	初九	初十	小雪
23	24	25	26	27	28	29
十二	十三	十四	十五	十六	十七	十八
30	1	2	3	4	5	6
十九	二十	廿一	廿二	廿三	廿四	廿五

2015.12

一	二	三	四	五	六	日
30	1	2	3	4	5	6
十九	二十	廿一	廿二	廿五	廿四	廿五
7	8	9	10	11	12	13
大雪	廿七	廿八	廿九	初一	初二	初三
14	15	16	17	18	19	20
初四	初五	初六	初七	初八	初九	初十
21	22	23	24	25	26	27
十一	冬至	十三	平安夜	圣诞节	十六	十七
28	29	30	31	1	2	3
十八	十九	二十	廿一	元旦	廿三	廿四

> 「 人活着，能做到"两好两顺畅"，就能变得健康。
> 那就是：吃好、睡好、呼吸顺畅、排便顺畅。 」

⏰ **07:00　一定要吃早餐,选择杂粮饭**

早餐一定要选择杂粮饭！这是职场人士的第一个健康守则。

⏰ **08:00　出门前换双舒服的鞋子吧**

通风、宽松、舒服的鞋子是最好的。穿舒服的鞋子去上班吧。尤其是上班的时候需要经常走动的朋友，更要如此。

⏰ **09:00　以正确的坐姿开始一天的工作**

坐着的时候要采取正确的坐姿。头部不要太靠近显示器，采用显示器支架是最好的方式。另外，看材料的时候头不要太低。

⏰ **10:00　减焦不减害的低焦油香烟**

戒烟是保障健康的必要条件。下定决心戒烟吧！

⏰ **11:30　午餐时间超过15分钟吧**

从今天开始延长吃饭时间吧，让食物在你的口中被咀嚼30次以上。因为吃饭时间越长，健康年龄越年轻。

⏰ **12:00　饭后3分钟以内刷牙，刷牙超过3分钟**

每日刷牙超过3次，"3·3·3"刷牙法,刷完牙以后吃木糖醇。

⏰ **12:15　正确的午睡姿势**

在椅子上放置高度达到颈部的靠垫，双腿伸开，建议使用低矮的椅子或折叠椅。使用软垫或软毛巾，有助于维持脊椎曲线，减轻腰部负担。

⏰ **13:30　眨眨眼，更健康**

解决和预防干眼症的方法很简单。长时间看电脑屏幕的话，暂时休息一下，眨眨眼睛就可以了。

⏰ 14:00　关于阳光的健康学

春天的阳光对人体有害，而秋天的阳光有利于身体健康。可以通过户外活动晒阳光，但是要注意避开中午11点至下午3点这个紫外线较强的时段。

⏰ 14:30　喝咖啡不要放糖

咖啡中放糖的话，对身体是有害的，因此喝咖啡不要放糖。

⏰ 15:00　警惕腕管综合征

使用电脑的时候要经常让手腕休息，每隔40~50分钟，就要让手腕和手指休息10~20分钟。使用电脑时让手指的高度和手腕的高度保持一致，不要让手腕过度弯曲。

⏰ 17:00　减轻压力的"舒缓冥想法"

减轻压力最容易使用的方法就是舒缓训练。顾名思义，"舒缓"就是"慢慢的"意思，是与现代人，尤其是韩国人经常说的"快点、快点"相对应的词语。

⏰ 18:00　下班后尽量不要加夜班

众所周知，工作时间过长，容易导致肌肉和骨骼疾病、抑郁症等疾病。最近也有研究结果指出，超强度的工作时间也会导致心脏病发病率上升。

⏰ 18:30　下班路上的闲暇时间

在上下班的路上，走路也是很好的运动方式。如果开私家车上班的话，不妨把车停在停车场，在家周围转一转。忘掉公司的琐事和压力吧，请您带着愉快的心情回家。

⏰ 19:00　享受有晚餐的生活，酒要慢慢喝

⏰ 21:00　晚餐后，再吃炸鸡和啤酒，容易引起痛风

⏰ 22:00　在练歌房跳舞，珍惜嗓子

⏰ 23:00　在床上用腹式呼吸

确保足够的睡眠时间吧。睡眠是健康生活的基本条件。成人每天的睡眠时间维持7小时左右。

JANUARY　1月

MONDAY星期一	TUESDAY星期二	WEDNESDAY星期三	THUSDAY星期四
			1 元旦
5 十五	6 小寒	7 十七	8 十八
12 廿二	13 廿三	14 廿四	15 廿五
19 廿九	20 大寒	21 初二	22 初三
26 初七	27 腊八	28 初九	29 初十

健身目标		__月第__周	__月第__周	__月第__周	__月第__周	__月第__周
	体重目标					
	血压目标					
	血脂目标					
	腰围目标					
	血糖目标					

FRIDAY星期五	SATURDAY星期六	SUNDAY星期日
2 十二	3 十三	4 十四
9 十九	10 二十	11 廿一
16 廿六	17 廿七	18 廿八
23 初四	24 初五	25 初六
30 十一	31 十二	

运动计划		__月第__周	__月第__周	__月第__周	__月第__周	__月第__周
	运动方式					
	运动时间					
	运动强度					

JANUARY　2月

MONDAY星期一	TUESDAY星期二	WEDNESDAY星期三	THUSDAY星期四
2 十四	3 十五	4 立春	5 十七
9 廿一	10 廿二	11 廿三	12 廿四
16 廿八	17 廿九	18 除夕	19 春节（雨水）
23 初五	24 初六	25 初七	26 初八

健身目标		__月第__周	__月第__周	__月第__周	__月第__周	__月第__周
	体重目标					
	血压目标					
	血脂目标					
	腰围目标					
	血糖目标					

FRIDAY星期五	SATURDAY星期六	SUNDAY星期日	
		1 十三	
6 十八	7 十九	8 二十	
13 廿五	14 情人节	15 廿七	
20 初二	21 初三	22 初四	
27 初九	28 初十		

运动计划		__月第__周	__月第__周	__月第__周	__月第__周	__月第__周
	运动方式					
	运动时间					
	运动强度					

JANUARY　3月

MONDAY星期一	TUESDAY星期二	WEDNESDAY星期三	THUSDAY星期四
30 十一	31 十二		
2 十二	3 十三	4 十四	5 元宵节
9 十九	10 二十	11 廿一	12 植树节
16 廿六	17 廿七	18 廿八	19 廿九
23 初四	24 初五	25 初六	26 初七

健身目标		__月第__周	__月第__周	__月第__周	__月第__周	__月第__周
	体重目标					
	血压目标					
	血脂目标					
	腰围目标					
	血糖目标					

2015

FRIDAY星期五	SATURDAY星期六	SUNDAY星期日
		1 十一
6 惊蛰	7 十七	8 妇女节
13 廿三	14 廿四	15 廿五
20 二月	21 春分	22 初三
27 初八	28 初九	29 初十

运动计划		__月第__周	__月第__周	__月第__周	__月第__周	__月第__周
	运动方式					
	运动时间					
	运动强度					

JANUARY 4月

MONDAY星期一	TUESDAY星期二	WEDNESDAY星期三	THUSDAY星期四
		1 愚人节	2 十四
6 十八	7 十九	8 二十	9 廿一
13 廿五	14 廿六	15 廿七	16 廿八
20 谷雨	21 初三	22 初四	23 初五
27 初九	28 初十	29 十一	30 十二

健身目标		__月第__周	__月第__周	__月第__周	__月第__周	__月第__周
	体重目标					
	血压目标					
	血脂目标					
	腰围目标					
	血糖目标					

FRIDAY星期五	SATURDAY星期六	SUNDAY星期日
3 十五	4 十六	5 清明节
10 廿二	11 廿三	12 廿四
17 廿九	18 三十	19 三月
24 初六	25 初七	26 初八

运动计划		__月第__周	__月第__周	__月第__周	__月第__周	__月第__周
	运动方式					
	运动时间					
	运动强度					

JANUARY 5月

MONDAY星期一	TUESDAY星期二	WEDNESDAY星期三	THUSDAY星期四
4 青年节	5 十七	6 立夏	7 十九
11 廿三	12 廿四	13 廿五	14 廿六
18 四月	19 初二	20 初三	21 小满
25 初八	26 初九	27 初十	28 十一

健身目标		__月第__周	__月第__周	__月第__周	__月第__周	__月第__周
	体重目标					
	血压目标					
	血脂目标					
	腰围目标					
	血糖目标					

2015

FRIDAY星期五	SATURDAY星期六	SUNDAY星期日
1 劳动节	2 十四	3 十五
8 二十	9 廿一	10 母亲节
15 廿七	16 廿八	17 廿九
22 初五	23 初六	24 初七
29 十二	30 十三	31 十四

运动计划		__月第__周	__月第__周	__月第__周	__月第__周	__月第__周
	运动方式					
	运动时间					
	运动强度					

JANUARY 6月

MONDAY星期一	TUESDAY星期二	WEDNESDAY星期三	THUSDAY星期四
1 儿童节	2 十六	3 十七	4 十八
8 廿二	9 廿三	10 廿四	11 廿五
15 廿九	16 五月	17 初二	18 初三
22 夏至	23 初八	24 初九	25 初十
25 十四	30 十五		

健身目标		__月第__周	__月第__周	__月第__周	__月第__周	__月第__周
	体重目标					
	血压目标					
	血脂目标					
	腰围目标					
	血糖目标					

FRIDAY星期五	SATURDAY星期六	SUNDAY星期日	
5 十九	6 芒种	7 廿一	
12 廿六	13 廿七	14 廿八	
19 初四	20 端午节	21 父亲节	
26 十一	27 十二	28 十三	

运动计划		__月第__周	__月第__周	__月第__周	__月第__周	__月第__周
	运动方式					
	运动时间					
	运动强度					

JANUARY 7月

MONDAY星期一	TUESDAY星期二	WEDNESDAY星期三	THUSDAY星期四
		1 建党节	2 十七
6 廿一	7 上暑	8 廿三	9 廿四
13 廿八	14 廿九	15 三十	16 六月
20 初五	21 初六	22 初七	23 大暑
27 十二	28 十三	29 十四	30 十五

健身目标		__月第__周	__月第__周	__月第__周	__月第__周	__月第__周
	体重目标					
	血压目标					
	血脂目标					
	腰围目标					
	血糖目标					

2015

FRIDAY星期五	SATURDAY星期六	SUNDAY星期日
3 十八	4 十九	5 二十
10 廿五	11 廿六	12 廿七
17 初二	18 初三	19 初四
24 初九	25 初十	26 十一
31 十六		

运动计划		__月第__周	__月第__周	__月第__周	__月第__周	__月第__周
	运动方式					
	运动时间					
	运动强度					

JANUARY　8月

MONDAY星期一	TUESDAY星期二	WEDNESDAY星期三	THUSDAY星期四
31 十八			
3 十九	4 二十	5 廿一	6 廿二
10 廿六	11 廿七	12 廿八	13 廿九
17 初四	18 初五	19 初六	20 初七
24 十一	25 十二	26 十三	27 十四

健身目标		__月第__周	__月第__周	__月第__周	__月第__周	__月第__周
	体重目标					
	血压目标					
	血脂目标					
	腰围目标					
	血糖目标					

FRIDAY星期五	SATURDAY星期六	SUNDAY星期日
	1 建军节	2 十八
7 廿三	8 立秋	9 廿五
14 七月	15 初二	16 初三
21 初八	22 初九	23 处暑
28 十五	29 十六	30 十七

运动计划		__月第__周	__月第__周	__月第__周	__月第__周	__月第__周
	运动方式					
	运动时间					
	运动强度					

JANUARY   9月

MONDAY星期一	TUESDAY星期二	WEDNESDAY星期三	THUSDAY星期四
	1 十九	2 二十	3 廿一
7 廿五	8 白露	9 廿七	10 教师节
14 初二	15 初三	16 初四	17 初五
21 初九	22 初十	23 秋分	24 十二
28 十六	29 十七	30 十八	

健身目标		__月第__周	__月第__周	__月第__周	__月第__周	__月第__周
	体重目标					
	血压目标					
	血脂目标					
	腰围目标					
	血糖目标					

FRIDAY星期五	SATURDAY星期六	SUNDAY星期日
4 廿二	5 廿三	6 廿四
11 廿九	12 三十	13 八月
18 初六	19 初七	20 初八
25 十三	26 十四	27 中秋节

运动计划		__月第__周	__月第__周	__月第__周	__月第__周	__月第__周
	运动方式					
	运动时间					
	运动强度					

JANUARY　10月

MONDAY星期一	TUESDAY星期二	WEDNESDAY星期三	THUSDAY星期四
			1 国庆节
5 廿三	6 廿四	7 廿五	8 寒霜
12 三十	13 九月	14 初二	15 初三
19 初七	20 初八	21 重阳节	22 初十
26 十四	27 十五	28 十六	29 十七

健身目标		__月第__周	__月第__周	__月第__周	__月第__周	__月第__周
	体重目标					
	血压目标					
	血脂目标					
	腰围目标					
	血糖目标					

FRIDAY星期五	SATURDAY星期六	SUNDAY星期日
2 二十	3 廿一	4 廿二
9 廿七	10 廿八	11 廿九
16 初四	17 初五	18 初六
23 十一	24 霜降	25 十三
30 十八	31 十九	

运动计划		__月第__周	__月第__周	__月第__周	__月第__周	__月第__周
	运动方式					
	运动时间					
	运动强度					

JANUARY　11月

MONDAY星期一	TUESDAY星期二	WEDNESDAY星期三	THUSDAY星期四
30 十九			
2 廿一	3 廿二	4 廿三	5 廿四
9 廿八	10 廿九	11 三十	12 十月
16 初五	17 初六	18 初七	19 初八
23 十二	24 十三	25 十四	26 感恩节

健身目标		__月第__周	__月第__周	__月第__周	__月第__周	__月第__周
	体重目标					
	血压目标					
	血脂目标					
	腰围目标					
	血糖目标					

FRIDAY星期五	SATURDAY星期六	SUNDAY星期日
		1 二十
6 廿五	7 廿六	8 立冬
13 初二	14 初三	15 初四
20 初九	21 初十	22 小雪
27 十六	28 十七	29 十八

运动计划		__月第__周	__月第__周	__月第__周	__月第__周	__月第__周
	运动方式					
	运动时间					
	运动强度					

JANUARY   12月

MONDAY星期一	TUESDAY星期二	WEDNESDAY星期三	THUSDAY星期四
	1 二十	2 廿一	3 廿二
7 大雪	8 廿七	9 廿八	10 廿九
14 初四	15 初五	16 初六	17 初七
21 十一	22 冬至	23 十三	24 平安夜
28 十八	29 十九	30 二十	31 廿一

健身目标		__月第__周	__月第__周	__月第__周	__月第__周	__月第__周
	体重目标					
	血压目标					
	血脂目标					
	腰围目标					
	血糖目标					

FRIDAY星期五	SATURDAY星期六	SUNDAY星期日		工作计划
4 廿三	5 廿四	6 廿五		
11 十五月	12 初二	13 初三		
18 初八	19 初九	20 初十		
25 圣诞节	26 十六	27 十七		

运动计划		__月第__周	__月第__周	__月第__周	__月第__周	__月第__周
	运动方式					
	运动时间					
	运动强度					

非卖品

晒什么阳光，晒多少阳光，对我们的健康影响很大。现代医学对于阳光和健康的关系是怎样解释的呢？看似简单的问题，其答案十分复杂。由于不同的研究有不同的结果，因此现代医学对于阳光和健康的关系也很难解释清楚。目前已知的情况是，过度晒阳光对健康有害，晒阳光不足又会引起各种疾病。

缺乏维生素D

最近发表的一项研究结果显示，韩国人由于晒阳光不足，导致佝偻病的发病率上升。由缺乏维生素D引发的这种佝偻病，还会引发八字脚、发育障碍等并发症，主要发生在儿童身上。仁济大学医学院儿科专家朴美静教授对不满7个月的35名婴幼儿和11名母亲进行了调查研究，其中有80%的人被诊断为患有佝偻病。20世纪80年代以后，由于人们的营养条件改善，这种佝偻病基本上消失了，但是最近佝偻病的发病率又开始上升，这与晒阳光不足有关。平时不喜欢晒阳光的产妇体内缺乏维生素D，生出的孩子也容易缺乏维生素D。孩子不进行户外活动，也是缺乏维生素D的一个原因。

在韩国，成人的维生素D的每日建议摄取量为200单位。每天晒20分钟左右的阳光，就能产生这么多的维生素D。众所周知，户外活动不仅能增强体质，而且有助于减轻压力。

晒阳光也要有"度"

但是，过多的紫外线不仅会导致晒伤，还会造成皮肤老化，也可能会引发皮肤癌，但是引发癌症的概率非常小。有研究指出，20岁之前过多接触紫外线的话，患皮肤癌的概率更大，要特别予以注意。

综上所述，阳光晒多了也不好，晒少了也不好。可以通过户外活动晒阳光，但是要注意避开中午11点至下午3点这个紫外线较强的时段。这时候，多涂一些防晒霜比较好。还有一点要注意，阴天的时候不代表可以完全避开紫外线。进行户外活动的时候要考虑这些因素。

减轻压力的
"舒缓冥想法"

现在几乎找不到和压力无关的疾病。癌症、脑卒中、心脏疾病，以及头痛、肩膀和颈部疼痛等日常生活中常见的症状，甚至是自杀，都与压力有关。可以说，压力是造成这些疾病的"主犯"。

减轻压力最容易使用的方法就是舒缓训练。顾名思义，"舒缓"就是"慢慢的"意思，是与现代人，尤其是韩国人经常说的"快点、快点"相对应的词语。

在办公室利用冥想进行减压

舒缓训练的要领很简单。首先采取舒服的姿势，躺下或坐下，尽量不要盘腿或屈膝。（当然，如果感觉舒服的话，这样做也可以。）然后闭上眼睛，感受一下身体哪个部位不适或有紧张感，如果感觉某一部位不适，就使这一部位的肌肉用力10~15秒钟，然后使其放松，反复进行3~5次。这种动作本身就具有缓解肌肉紧张的效果，也有助于减轻压力。

另外，采用腹式呼吸也能有效减轻压力。所谓腹式呼吸，就是指用丹田，也就是腹部下方的部位来呼吸的方法，由于这种方法能够进行深呼吸，因此使人感到舒适。因为深呼吸能排出肺部残留的二氧化碳，同时也能吸入更多的新鲜空气。

在进行舒缓训练、腹式呼吸的同时，进行"自我催眠"也是一种减压方法。这种方法能使头脑清醒、体力充沛。也就是说，在进行腹式呼吸的过程中，在头脑中用"我没事"、"我能做得到"等话语暗示自己，以此来缓解压力。

这三种方法不是一次两次就能掌握的，要经过反复练习。如果周围有人擅长冥想和腹式呼吸，那么跟着他学习吧！

赞美吧，运动吧

要想减轻压力，非常重要的一点就是改变对压力的看法。如果压力来自工作效率、和上司之间的关系的话，要提醒自己，这是任何人都会遇到的事，与其隐藏自己的看法，不如表露出来。在工作单位或家庭中，不要首先想到别人的缺点，要善于发现别人的优点，即使是非常小的优点，也要试着去赞美别人。这样的话，由人际关系导致的压力会减少很多。就像前不久非常流行的一部韩剧一样，剧中的主人公通过"每天称赞对方一次"的方式来维持良好的婆媳关系。

压力和身体健康有着密不可分的关系。身体生病的话，压力就会变大，即使对待同一种压力，生病的人也比健康的人反应更强烈。相反，健康的人能很快战胜压力。所以，积极进行运动是非常有益的。尤其是能和别人一起进行的运动，如乒乓球、羽毛球、足球、棒球等。走路、爬山、跑步等运动，最好也有人和自己一起做。

但是运动的时候不要对自己太苛刻，例如一定要完成多少公里的跑步，一定要完成多长时间的运动等，不要奢求太明显的运动效果。这样的话，运动不会减轻压力，反而会带来压力。

　　快乐！快乐才是最重要的！

经常头痛

产生头痛的原因有很多。大部分头痛是由工作压力造成的紧张性头痛，对此不用太过担心。紧张性头痛是由肩部和颈部肌肉紧张造成的头部疼痛症状。这种症状，90%以上的女性、70%~90%的男性在一生中至少会经历一次以上。

对待这种头痛，方法很简单。那就是好好休息。工作的时候伸个懒腰或者做个伸展运动。坐着的时候也要时常往后仰一仰头，或者是举起双手，双手合十，左右大幅度活动。后脑勺向下压，或者将下巴往上托举，这种动作对减轻肌肉压力非常有效。头部左右摇摆也有缓解头痛的效果。

如果条件允许的话，建议大家经常去公司的天台或者附近的公园走一走，做一做体操或者摇摆一下双臂。

如果以上方法都无效的话，那么只能吃镇痛消炎药了。但是要切记，喝完酒之后如果出现了头痛，不要吃含有泰诺成分，即对乙酰氨基酚成分的镇痛消炎药。1~2粒不会带来问题，但是喝酒宿醉导致的头痛，吃大量这种药物的话，会导致肝功能损伤。

如果是这种头痛，一定要去医院

头痛的时候，一些人会怀疑自己是不是得了脑肿瘤或脑血管疾病。正如前面所说，紧张性头痛是最常见的头痛，感染、出血、偏头痛、脑血管疾病也会造成头痛。但是大部分人都不是这种情况。当出现以下几种情况时，有必要去医院接受检查，查找原因。

● 伴随手脚麻木或没有知觉等神经性异常现象。

● 突然产生强烈头痛。

● 头痛越来越严重。

对于严重疾病导致的头痛，也有必要了解其发病原因。

● 由脑和脑周边感染引起的头痛，会导致突然头痛，并伴随有颈部僵硬现象。

● 由脑血管问题引起的头痛，往往在运动时、血压升高以及剧烈咳嗽时发生。

● 脑肿瘤引起的头痛，会导致不间断的头痛，而且服用阵痛消炎药也没有作用。

有人认为，只要有头痛现象，就要去做CT，认为这种检查能查出病因，但是大部分头痛不需要做CT。做CT的话，会受到大量放射线的辐射，因此建议大家最好不要去做。

另外，一部分药物也会引起头痛，应该进行自我检查。去医院就诊的话，一定要告诉医生自己吃了什么药。

双腿肿痛

　　下肢静脉曲张是指肥胖、妊娠、遗传、长时间站立或坐立等原因造成的腿部皮肤下静脉异常突出的症状。虽然不会对身体机能带来太大影响，但是容易造成肌肉痉挛或疼痛。症状在睡眠过程中加重的话，会影响睡眠。静脉曲张的部位还有可能出现皮肤色素沉淀、湿疹、炎症等现象。

　　韩国国民健康保险公团对最近5年进行健康检查的人群进行了分析，结果显示，接受下肢静脉曲张手术的人数由2005年的1.1万余名增加到了2009年的2.2万余名，增加了2倍。按年龄来分类，60多岁的患者最多，其次是50多岁的患者。

　　越来越多的人尽快接受下肢静脉曲张手术，对此，健康保险公团一山医院胸部外科的洪基表教授指出："对于我们国家的人来说，导致下肢静脉曲张症状发生的原因暂且不说，高水平的静脉曲张手术是导致接受这种手术的人数增多的原因之一。不仅是医生，患者自己也开始意识到静脉曲张是一种血管疾病，因此选择做手术的人越来越多。"越来越多的工作需要人们长时间站立或坐立，导致静脉曲张的发病率上升。

　　另外，女性患下肢静脉曲张的概率比男性高，有人解释说，妊娠和激素治疗会对其产生影响。亚洲大学附属医院腿部血管会诊专家洪友善主任教授指出："肥胖、放射线和紫外线的影响，血栓性静脉炎患病史，穿紧身衣，习惯性的盘腿等，也会增加下肢静脉曲张的发病率。"

下肢静脉曲张的症状

患下肢静脉曲张以后，小腿肚上会露出像蜘蛛网一样的毛细血管，也能看到像蛇一样弯曲的青色血管。许多人称其为"青筋"，但其实是静脉。问题是，这种静脉曲张不能自愈，时间越久，病情越严重。

首尔大学附属医院外科的李泰承教授指出："下肢静脉曲张容易导致脚腕水肿和疲劳，轻微的疼痛就会发展成剧烈的疼痛，小腿肚就像针扎一样，由此产生的腿部痉挛会影响睡眠质量。"李教授还说："腿部静脉的瓣膜遭到破坏的话，可能会出现皮肤色素沉淀和静脉性溃疡等并发症。"

治疗和预防

下肢静脉曲张发病初期，可以采用血管硬化疗法。这种方法不需要住院，而是采用注射的方法进行治疗。除此之外，采用高频治疗法也可以。但是，如果病情恶化，或者大腿和小腿的静脉瓣膜受损的话，手术是不可避免的。

腿部的血液循环受阻，静脉曲张发生的概率会增大。因此，想要预防静脉曲张的话，不要穿过于紧身的内衣和靴子。另外，对于腿部容易水肿及患有静脉曲张的人来说，穿戴医疗用的静脉曲张袜也有助于促进血液循环。

对于长时间站着工作的人来说，要注意劳逸结合，多活动脚腕。孕妇穿戴静脉曲张袜，也能有效预防静脉曲张。

经常感冒

感冒是男女老少都很难避免的疾病。有研究结果指出，儿童每年平均感冒6~10次，成人每年平均感冒2~4次。我们都知道，气温较低的晚秋和冬季是感冒的高发期，但是季节变换的换季期及夏天也是容易患感冒的时期。

大部分感冒是病毒性感冒，没有特殊的药物能有效治疗这种感冒。因此人们都说："吃药也是一周，不吃药也是一周。"众所周知，休息才是治疗感冒的方法。

有预防感冒的方法吗

我们身体的免疫力下降时，在干燥的天气中容易患感冒。2007年国民健康保险公团的有关统计数据显示，夏天患感冒的比例是17%，也是相当高的数值。夏天患感冒的原因是，高温导致我们身体的免疫力下降。

过度使用冷气设备也是一个原因。冷气设备使得室内外温差过大，我们的身体难以适应。另外，冷气设备也会导致室内湿度下降，鼻子和颈部的呼吸道黏膜变干，对感冒的抵抗力下降，也导致患感冒的概率增大。

　　气温较低的晚秋和冬季也是如此。韩国的冬季十分干燥，室内使用暖气的话，会变得更加干燥。很多人因为怕冷而不打开换气扇，导致室内一直很干燥。这种情况下，我们身体的呼吸器官黏膜的抵抗力下降，引起感冒的病毒和细菌就会趁虚而入。为了防止感冒，保持一定的湿度是有必要的。

治疗感冒的最佳方法是什么

　　治疗感冒最有效、最正确的治疗方法就是休息。另外，多喝热水能使呼吸器官黏膜保持湿润，有助于改善症状。但是有时候我们不能因为感冒而不去上学或工作。感冒药很容易找。服用感冒药能祛痰、清热、止涕，但是这些感冒药对于感冒是否有治疗效果，医学界众说纷纭。尤其是减少鼻涕分泌的抗组胺剂对儿童有害，建议大家不要服用。

　　众所周知，重感冒时服用抗生素是错误的做法。

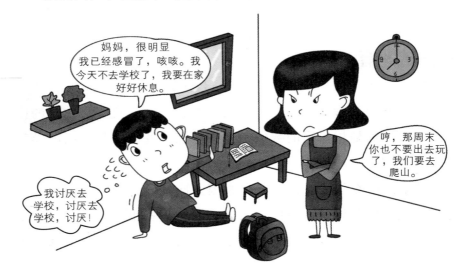

引起感冒的最大元凶是病毒，引起感冒的病毒种类超过200种。一般来说，常见的病毒有鼻病毒和冠状病毒。最近出现的禽流感也是感冒的一种，禽流感患者的肌肉痛、高烧症状更严重，也会有肺炎等并发症。但是这些病毒不能靠抗生素来消灭。也就是说，抗生素仅对消灭细菌有效，对于消灭病毒来说没有效果。这时候使用抗生素可能会产生副作用，过量服用的话，还可能会导致不惧怕抗生素的细菌的产生。可以说，抗生素在这种情况下是无用之物。

虽然很少见，但是一部分感冒也需要抗生素。那就是细菌引起的感冒。这时候应遵医嘱，服用抗生素。有人认为即使没有出现细菌感染，为了防止细菌感染，也应服用抗生素，这是不正确的。在证实感冒以后的中耳炎、肺炎、鼻窦炎等并发症是由细菌引起的之后，再使用抗生素也不晚。

经常恶心

　　至今已经在公司上班10年的金某最近经常感到恶心，而且身体疼痛、打酸嗝儿，还疑似有消化不良症状，经常没吃多少东西就饱了。他怀疑自己是不是患了胃癌等比较严重的疾病，因此去医院接受了胃镜检查，但是并没有发现异常。其实他是患了"功能性胃肠障碍"。如果改变平时不好的饮食习惯和其他生活习惯，就能改善这种症状。

　　像金某这样，接受胃镜检查后并没有发现什么异常，只是消化系出现了一些症状，而且消化功能下降，这种情况被称为"功能性胃肠障碍"。在韩国，每4名成年人中就有1名患有此病，是现代人常见的疾病。

恶心、腹痛、打嗝儿、呕吐

　　功能性胃肠障碍患者的症状各不相同，大致可以分为以下几种类型。

　　● 没有出现溃疡，但是胃部或十二指肠如出现溃疡一般难受或疼痛的溃疡型。

　　● 肚子胀气，随时都像吃饱了一样的胃活动障碍型。

● 经常出现打嗝儿或呕吐，以及胸部疼痛的胃食管反流型。

这些症状可能同时出现，也可能只出现一种。随着时间和环境的变化，症状的程度也发生变化。

如果年轻人出现了恶心、腹痛，那么多半是出现了功能性胃肠障碍或轻微的胃炎。如果超过40岁，还有这些症状，考虑到胃癌是一种常见病，建议接受胃镜检查。除了胃癌以外，十二指肠溃疡、胃溃疡、胃炎的可能性也很大，通过检查来确认一下比较好。即使没有超过40岁，家族中有胃癌病例的话，最好也要接受胃镜检查。

这种障碍产生的原因是，胃肠黏膜对胃酸和食物变得过敏，食物在体内活动的能力下降。

也有些人的胃肠功能下降是由遗传因素造成的，但是大部分人是由于不良或不规则的饮食习惯、运动不足、饮酒和吸烟造成的胃肠功能下降。精神压力也会导致消化功能下降，促进胃酸的产生，从而引起恶心等症状。白领阶层由于运动不足，症状会更加明显。

改善胃肠功能的生活习惯

胃肠功能障碍虽然不是导致胃癌等严重疾病的直接原因，但是也会给我们的生活带来很多不便，因此也需要注意。如果被诊断为功能性胃肠障碍，那么在吃药之前，首先应改变包括饮食习惯在内的生活习惯。吃药能缓解一时，但是如果不改变生活习惯的话，症状还会复发。

很多人认为改善胃肠功能，应该忌吃过辣、过咸的食物，但是更重要的是慢吃、少吃、多咀嚼。首先嚼碎食物，让其在口中与唾液完全融合，然后再次咀嚼。通常要咀嚼20次以上，食物才能完全粉碎。肚子吃饱5~10分钟以后，脑部才会产生饱满感，因此很饿的时候，容易暴饮暴食。胃肠中的食物过多，会导致胃肠蠕动出现问题，还会产生疼痛。此外，饮食时间不规律，也会致使消化酶的分泌出现不规律现象，从而导致消化问题和恶心等症状。饮酒和吸烟也对胃肠功能有害，应尽量避免。对于白领阶层来说，不要天天坐在那里，最好每天进行半小时至1小时的有氧运动。

PART 03

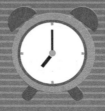

18:00 – 23:00
下班后的4个小时决定
一辈子的健康

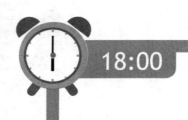

18:00

下班后尽量不要加夜班

"不要过度劳累，不要上夜班"，这是谁都知道的健康常识，但是很多情况下我们也是身不由己。不要认为上夜班是无所谓的，这是一个很严重的问题。

众所周知，工作时间过长，容易导致肌肉和骨骼疾病、抑郁症等疾病。最近也有研究结果指出，超强度的工作时间也会导致心脏病发病率上升。

心脏疾病会导致心脏停止、脑卒中等疾病，危害生命，这是非常可怕的研究结果。

这项研究是英国自1985年起对公务员进行的研究，被认为是极具可靠性的研究结果。这是一项对没有心脏疾病的7000余名人士进行的研究，在保证这些人吸烟、高血压、糖尿病等客观状况没有太大差异的情况下，分析工作时间对心脏病的影响。

夜班引起心脏疾病

研究结果显示，每天工作时间超过11小时，也就是说比正常人多3个小时的人，与每天工作7~8小时的人相比，患心脏疾病的概率大70%。研究团队将心脏疾病发病率上升的原因归咎于运动不足、抑郁症和夜宵。

众所周知，韩国是OECD（经济合作与发展组织）成员国中工作时间最长的国家。根据2007年韩国劳动研究院的"工作时间统计"报告，除农渔业以外的产业（以10人以上的工作单位为统计对象），平均每周工作时间为41.4小时。相对于1985年的51.9小时、1990年的48.2小时、2000年的47小时，减少了很多。但是和OECD其他会员国相比，2009年韩国平均每人每年工作2261小时（每周41.4小时），是30个会员国中工作时间最长的。包括英国在内的欧洲国家是1300~1500小时，OECD会员国平均为1679小时，工作时间较长的日本和美国也不过是1800小时。

现在停止加夜班吧

英国比韩国的平均工作时间短，但是心脏疾病的发病率很高，那么韩国呢？根据统计局的死亡原因统计，2009年因心脏疾病死亡的人，10万人中有45人。相比2007年的38.9人、2008年的43.4人，有了明显的增长。当然，也不能忽视肥胖、糖尿病、高血压等代谢性疾病的增加和老龄化的影响。与1999年相比，心脏疾病和癌症、呼吸系统疾病一样，发病率都有大幅上升。

解决方法只有一个，那就是不要认为上夜班是理所当然的，改变自己的想法吧！

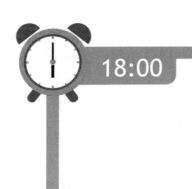

18:00

晚餐，不要喝汤

在韩国，人们经常把泡菜汤等热汤当作晚餐。对于职场人士来说，再来一杯烧酒，那就更能缓解他们工作中的疲劳和压力了。但是，如果有高血压，或家族中有高血压病史的家人，最好不要喝这些汤类。因为咸食是导致血压上升的食物。

有人认为吃了降压药就没有关系，其实不是这样的。根据2008年国民健康营养调查的结果，高血压患者中，只有66%的人知道自己患有高血压，服用药物或接受治疗的人只有59%，而能把血压调节到正常数值的人数仅占42%。

在服用药物来降低血压的人群中，5个人中就有1人无法使血压降低。在全部高血压人群中，一半以上的人都不能正确调节血压。这种情况在全世界都如此。

据调查，在接受高血压治疗的人群中，一半以上的人只坚持了半年或一年就放弃了。有关专家建议，如果正在服用降压药，但是血压还是经常不在正常范围内的话，要去找医生检查病情。需要服用各种降压药的话，推荐服用复合降压药。

无计可施就来运动或喝水吧

专家建议不要喝泡菜汤等汤类。这不仅能减少盐的摄入量，还能在一定程度上降低血压。韩国人均每日盐摄入量达到13克，是世界卫生组织建议盐摄入量的两倍。如果有高血压的话，每天的盐摄入量应控制在7克以内。

想要预防高血压的话，尽量不要喝泡菜汤、酱汤等热汤。如果真的、实在、非常想喝……忍一忍吧！

另外，鱼酱和酱菜等腌制食品也要尽量少吃，泡菜也不要做得太咸。还要减少含有饱和脂肪和胆固醇较多的肝脏、小肠等动物内脏、鱿鱼、蛋黄的摄入量。还要避免过度吸烟或喝酒。要多吃水果和蔬菜、低脂乳制品、鱼肉等。

在聚餐等身不由己的场合下，多喝一些水吧。下班路上也要有意识地多活动。多喝水，多运动，能促进血液循环，盐分能迅速排出体外。有氧运动不仅能降低血压，也能使心脏变得强壮，预防心脑血管疾病的发生。

18:30

下班路上的闲暇时间

对于很多有糖尿病、高血压、肥胖或体重超重的人来说，常常没有足够的运动时间来减轻体重。当然，能抽出时间来运动更好，实在没有时间的话，在上下班的路上，除了坐地铁或公交车等大众交通工具以外，走路也是很好的运动方式。如果公交车站离家很近的话，那么下班回家的时候，可以提前几站下车，有意延长走路的时间。为了健康无须赘言，走路，走路，还是走路。

即使是按照正常速度走路，也能带来很好的运动效果。

有研究表明，每周走路1~2小时的人，比不这样做的人，患心脏疾病和其他血管疾病的概率下降25%~50%。按照正常的速度走路，也能带来运动效果，但最好是以快一点的速度走路。因为这样走路的话，能比更剧烈的运动分解更多的脂肪。

另外，正确的走路姿势能预防受伤。首先身体挺直，视线盯向前方5~6米处，双脚距离与肩同宽，正确的落地顺序是：脚后跟、脚掌、脚趾。长时间错误的走路姿势和不合脚的鞋子，易引起脚和膝关节肌肉和骨骼慢性疾病。此外，还会引起茧子、鸡眼、拇指畸形，以及趾间神经痛等症状。

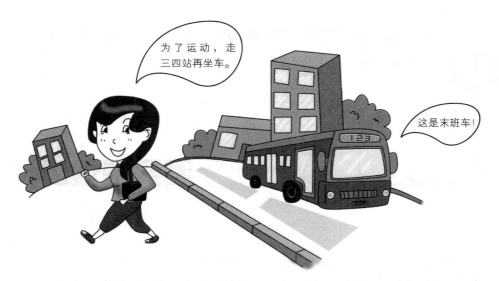

　　另外，平底鞋会使脚掌吸收冲击的能力降低。和脚掌相比，平底鞋一般比较小，容易引起足底筋膜炎和后天性平足。也会引起从脚拇指开始数，第二个和第四个脚趾之间疼痛的趾间神经痛等异常症状。

挑选合脚的鞋子

　　挑选鞋子的要领不是让脚去适应鞋子，而是让鞋子适合脚。尤其是患过脚部疾病的话，最好是去有专家的卖场买鞋。如果两只脚的大小不一样，那么买大号的鞋子更好些。走路的时候，由于身体的重量，脚的大小、长度以及脚后跟的宽度会发生变化，因此在卖场试穿1分钟以上，到处走动一下最好。此外，前方为圆形的鞋子最好，能通风或有软气垫的话更好。鞋底高度3~4厘米最为适宜。

　　如果开私家车上班的话，不妨把车停在停车场，在家周围转一转。忘掉公司的琐事和压力吧，请您带着愉快的心情回家。

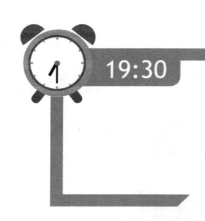

19:30

酒要慢慢喝

　　酒伴随着人类历史而产生。不喝酒的话，生活中会少很多乐趣，喝酒的话，又对健康有害。不管怎么说，为了健康，戒酒是必需的。

　　有一点是让人感到安慰的是，与滴酒不沾的人相比，每天喝一两杯酒的人患心血管疾病的概率低一些。保健品中也有一种叫作"药酒"的酒。喝酒的人都知道，喝酒的时候根本停不下来，在氛围的影响下，喝了醉，醉了喝。由此导致各种和饮酒有关的疾病和事故。医生经常建议大家不要过量饮酒，但很多人在餐桌上喝着喝着，就把医生的建议全忘了。

有好的下酒菜就没关系吗

　　关于酒的说法有很多。有人说，选对了下酒菜就不会醉，或醉得不严重。真的是这样吗？遗憾的是，即使是吃烤肉、五花肉、生鱼片等比较贵的下酒菜，喝酒的时候也不会不醉或醉得不严重。也可以认为下酒菜对解酒有效果，但是慢慢喝酒，推迟醉酒时间才是最重要的。不过这样也有坏处，那就是酒精虽对胃肠壁的刺激减小，胃肠负担减小时，但吸收酒的速度也会变慢，从而感觉不到醉意，就会继续喝下去。酒对我们身体肝脏和其他器官有害的原因不是吸收的速度，而是酒精的总量。因此，即使提前吃一些下酒菜，喝酒还是会对我们的健康有害。

暴饮之后休息好不好

下一个是关于暴饮之后休息几天好不好的说法。在对比连续饮酒和暴饮之前，先告诉大家，健康的饮酒方式是每天1~2杯。与每天都暴饮相比，喝酒之后，3~4天之内不喝酒最好。原因是，分解酒精的肝脏，需要3~4天才能恢复解毒能力。

但是一次喝酒过多就是个问题了。也有人指出，每天喝一点也好，喝完以后休息几天也好，体内酒精总量一样的话，都会对我们的肝脏产生危害。

解酒汤对解酒有效吗

解酒汤能使人解酒，也是错误的说法，这只是让酒鬼们为多喝酒而编出来的谎言罢了。喝醉之后的第二天早晨，以及宿醉的时候，即使再喝一点儿酒，也会瞬间感觉醒酒了。首先，坐在酒桌上，就会提醒自己要打起精神，尽快从睡梦中醒来，这是一种自我暗示。但是这样的话，肝脏要承受双重痛苦。之前喝的酒精还没有被分解完，又进来了新的酒精，会使身体非常疲劳。

与解酒汤相比，喝糖水对解除宿醉更有帮助。宿醉饮料和解酒汤中含有帮助分解酒精的成分，但是这种程度是不够的。我们身体需要开启酒精分解功能，这是需要时间的，因此想要快速解酒，这几乎是不可能的。当然，并不是说医学上的帮助是不可能的。往静脉中注射含有葡萄糖的生理盐水，能使血液中的酒精浓度降低，宿醉也会很快消失。但是静脉注射也有危害，不能当作一种常用的方法。

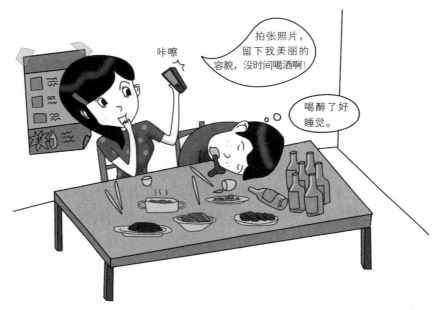

也有些人喜欢喝快酒，空腹喝三四杯酒，醉意很快来袭，心情也很愉悦，但是这对身体不好。唯一的好处就是，因为醉得快，所以体内的酒精总量也减少，但对于喝醉以后就睡觉或直接回家的人来说，这也容易因醉酒而酿成事故。

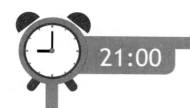

21:00

炸鸡、啤酒和痛风

喝完汤之后，再吃炸鸡和啤酒，容易引起痛风。作为中年人常见的疾病之一，痛风与喝啤酒及蛋白质摄取有关。顾名思义，痛风就是"遇到风就疼痛"，主要是足部的拇趾和脚腕出现疼痛，严重时会影响睡眠。这种症状是原本通过小便排出体外的尿酸排不出去，在体内聚集产生的症状。尿酸是由隶属于蛋白质的一种叫作"嘌呤"的物质在体内分解而产生的。嘌呤是很多肉类中富含的营养元素，肉类食用多了，其在体内的浓度自然也升高。另外，我们身体细胞的主要成分也是蛋白质，在细胞的分解过程中自然也会产生尿素。

因此，尿酸排出过程出现问题的人，即使不吃含有嘌呤的食物，也会出现这种病。食用含有嘌呤的食物越多，尿酸产生得越多，因此，患痛风的人应该改变饮食习惯。

或许有人会问，痛风是不是一种很严重的疾病？当然了。一旦患上痛风，有些人直呼疼痛难忍，也有些人疼得睡不着觉。严重的话，尿酸会形成结晶，在关节处沉淀。足部拇趾和脚腕疼痛的原因就是此部位出现了尿酸结晶沉淀现象，也会导致手指活动不便。最近有研究结果显示，痛风加重的话，会导致排出尿酸的器官——肾脏功能下降，生活习惯病如高血压、肥胖、动脉硬化等疾病的发病率也上升了。

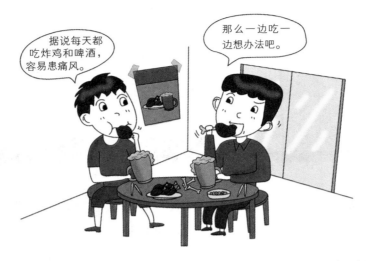

　　痛风患者从医生那里听到最多的劝告就是戒酒，特别是啤酒中含有大量的嘌呤，其含量是马格利酒、葡萄酒的数倍。另外，酒精会妨碍尿酸排出体外。啤酒喝多的话，尿酸浓度会上升，对于容易患痛风的人来说，这也是诱发病变的原因。吃炸鸡和五花肉等肉类是最不好的。

也要避免食用鲭鱼、凤尾鱼、五谷饭等

　　为了预防痛风，改变生活习惯也是很重要的。平时要维持有规律的饮食习惯，多喝水。有痛风的话，不要喝酒和吃肉，也要避免使用含有嘌呤的鲭鱼、凤尾鱼、杂粮饭、鱿鱼酱等。菠菜、蘑菇、大豆等食物也要在痛风症状改善之后再吃，但是食用豆腐、鸡蛋、低脂肪乳制品、牛奶、蔬菜等没有关系。

　　饮食调理法也很重要。做饭的时候，焯或煮能减少嘌呤含量，而且最好不喝汤。除饮食以外，有规则的运动也有助于尿酸的排出。父母或家族中有痛风患者的话，患病概率会更大，要特别注意。

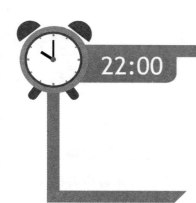

22:00

不要在练歌房唱歌

　　或许是我们的祖先喜欢唱歌跳舞，所以现代人聚餐之后都喜欢去练歌房。与上司在练歌房，与其说是娱乐，不如说是在服"苦役"。在练歌房歇斯底里地唱歌，对嗓子不好。长时间嗓子使用不当或发声方法不正确时，容易出现声带小结或息肉。尤其是别人在练歌房吸烟，练歌房由于不通风而导致干燥，这些都会导致症状加重。应多喝水，使鼻子、口腔、咽头和喉咙、声带保持湿润。

　　声带黏膜干燥的话，发声的时候，空气和声带黏膜的摩擦会加重，容易受伤。与湿度较高的夏天相比，干燥的秋天嗓子容易变干燥，也和天气湿度有关。

声带结节和息肉

　　长时间（长时间的概念因人而异）飙高音或大声喊的话，主要发声器官——声带容易受伤。声带振动产生声音，这种振动造成声带紧张，这样反复振动的话，声带容易受伤。声带受伤后愈合，愈合后再受伤的话，受伤部位会产生像伤疤一样的东西，被称为"声带结节"。

　　歌手、学校教师、讲师等经常用嗓或大声说话的人，是发病的主要人群，一般人用嗓过度的话，也会出现这种症状。

　　声带结节妨碍声音的正常产生。声带本来分为两部分，声带闭合，声音不出来；声带打开并振动，声音就会出来。根据振动的强度，分为高音和低音。但是声带有结节的话，会妨碍声音的形成，出现声音嘶哑或声音异常现象。

　　还有一种疾病叫作声带息肉。息肉作为一种"囊肿"，会造成声带黏膜毛细血管破裂。症状和声带小结的症状相似。在练歌房高歌完以后，嗓子容易沙哑，大部分人都会逐渐恢复。但是如果症状持续的话，建议去找耳鼻咽喉科医生就诊。

唱歌不如跳舞，快动起来吧

　　引起声带损伤的另外一个疾病就是胃食管反流病。连接胃和食管部位的肌肉变弱，和胃酸混合在一起的食物逆流，不仅会损害食管，而且对喉头、声带也带来损害，这种疾病与肥胖、暴饮暴食、夜宵、咖啡因以及巧克力的摄入等有关。

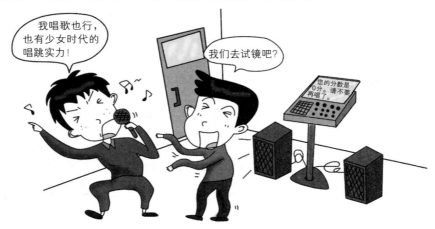

在练歌房唱歌的时候，要选择自己能驾驭的歌曲。选择轻快的歌曲，一边晃动着身体，一边唱歌。要多喝水，不要吸烟。

在练歌房跳舞，有助于从醉意中醒来，也有助于消耗过度饮酒吸收的热量。从现在开始，在练歌房里珍惜嗓子，快摇摆身体吧！

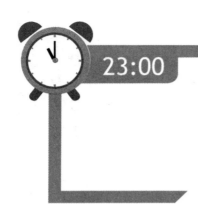

23:00

在床上用腹式呼吸

人活着，能做到"两好两顺畅"，就能变得健康。那就是：吃好、睡好、呼吸顺畅、排便顺畅。

这其中，呼吸是我们经常感觉不到其存在的一种东西。如果我们不幸患上了慢性阻塞性肺部疾病或肺炎等疾病，才会体会到能顺畅地呼吸是多么一件值得感恩的事。最近陆续有研究结果指出，呼吸运动做好的话，有助于提高健康水平。

腹式呼吸能促进血液循环

在韩国等东方国家，腹式呼吸是一种高级的健康法，或者说修炼法。最近西方国家的医学界也证明了腹式呼吸的效果。韩国成均馆大学医学院心血管研究中心的洪庆表教授于2012年3月在世界性医学论文集《替代补充医学杂志》中发表了一篇论文，其中指出腹式呼吸能促进血液循环，给细胞带来更多氧气和营养成分，有利于提高健康水平。具体来说，腹式呼吸能促进我们身体中最大的静脉——大静脉的血液循环。

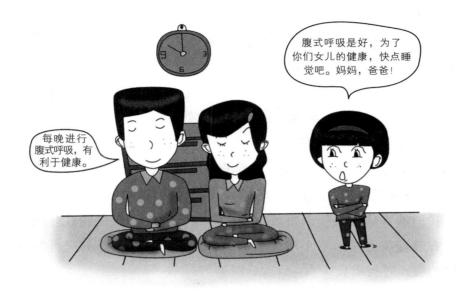

  洪庆表教授的研究团队以20名（男性11名、女性9名）连续近10年进行腹式呼吸训练的人为研究对象，对他们进行心脏超声波检查，研究他们的大静脉直径随呼吸的变化，并与不进行腹式呼吸的普通人进行对比。结果显示，普通人1分钟吸气10次的话，大静脉直径缩小26%。相比之下，腹式呼吸训练者1分钟吸气10次的话，大静脉直径缩小48%，进行腹式呼吸的时候缩小62%．这说明，腹式呼吸训练者的大静脉血液能更快地进入心脏。也就是说，血液循环加快了。血液循环加快的话，相同时间内循环的血液量增多，给每个细胞带来的氧气和营养成分更多。相反，患有心力衰竭等心脏功能下降疾病的人，其心脏肌肉的收缩能力减弱，血液循环减慢。

  研究团队表示，一般的研究都将研究对象放在腹式呼吸、冥想、瑜伽等对精神健康的影响上，但事实上，这些运动对身体健康也有利。最近，腹式呼吸在美国等西方国家也引起了话题，这些国家也认为，腹式呼吸对精神健康和身体健康都有利。此外，西方国家的研究结果表明，腹式呼吸能改善心脏疾病、肥胖、高血压、糖尿病、脂肪肝等疾病。

腹式呼吸的要领很简单：腹部用力，慢慢吸气，短暂停留后，再慢慢呼气。肚脐以下的腹部用力就可以了。

刚开始练习的时候，吸气之后暂停几十秒钟，这样反复练习，熟练之后，1分钟呼吸的次数能减少到1次。

腹式呼吸熟练之后，呼吸暂停期间，呼吸道也是敞开的，因此我们的身体能持续获得氧气供给。每天做30分钟的腹式呼吸，能有效提高健康水平。从今天开始，睡前请和家人一起进行30分钟的腹式呼吸吧！

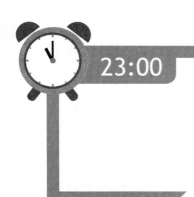

23:00

睡眠不足的现代人

最新调查结果显示，韩国中学生的睡眠时间和其他国家相比少两个小时，韩国90%以上的成年人都有睡眠问题。不得不承认这是一个很严重的问题。睡眠不足会导致各种身体疾病。代表性的疾病就是糖尿病、高血压等生活习惯性疾病，肥胖、心血管疾病、大肠癌的发病概率也增大。

睡眠与糖尿病、高血压的关系

根据日本的一项研究，每天睡眠时间不足5小时的人，与睡眠时间正常的人相比，患糖尿病的概率大5倍。

这是日本旭川大学和北海道大学研究小组于2003-2007年对没有糖尿病的3500名地方公务员（35~55岁）进行跟踪观察的结果。4年间共有121名人被诊断为糖尿病。平均每天睡眠时间不足5小时的人，与平均每天睡眠时间超过7小时的人相比，患糖尿病的概率大5.4倍。此外，自我感觉睡眠不足的人，比睡眠充足的人患病概率高6.8倍。

韩国某研究指出，睡眠不足也会导致高血压发病率增大。高丽大学安三医院睡眠障碍研究中心申哲教授的研究团队过去8年对一万余名人士进行了调查研究，结果发现，在闭经前，睡眠时间不足5小时的女性，与睡眠时间在5~7小时的女性相比，患高血压的概率高2.4倍。睡眠不足的人，如果拥有某种特殊的遗传因子，那么患高血压的概率会更高，会比正常人高5~7倍。研究团队还指出，打呼噜而且不能进入深度睡眠的人，患高血压的可能性更大。

肥胖和心脏疾病

仔细来看一下，美国哈佛大学医科学院的一项研究表明，睡眠不足、白天经常犯困的人脑活动会变迟钝，并且无法抑制对高热量食物的摄取。睡眠越不足，越容易变肥胖。瑞典乌普萨拉大学贝耐迪博士的研究团队也得出了类似的结论。

睡眠不足，我们体内的代谢活动钝化，消耗的热量变少，结果将导致剩余热量堆积成脂肪，造成肥胖。贝耐迪博士邀请14名男大学生参与实验，分别让他们不睡觉、减少睡眠时间、维持正常睡眠时间，观察并比较他们的血糖、激素和食量变化。结果显示，第二天早晨，晚上不睡觉的人在呼吸和消化等人体基本代谢的作用下，消耗的热量比睡眠时间正常的人减少5%~20%。

此外，刊登在欧洲心脏病论文集中的一个研究结果指出，每天睡眠时间不足6小时的人与每天睡眠时间超过6小时的人相比，心脏病发病率和死亡率提高48%，脑卒中发病率提高15%。英国沃里克大学医学院的教授们对英国、美国、日本、瑞典等8个国家的47万余人进行了为期25年的跟踪观察，发现晚睡早起的人容易提前死亡。原因是，睡眠不足的话，会产生引起高血压、糖尿病、肥胖、高脂血症的激素和化学物质。

也有研究结果指出，睡眠不足的人，患大肠癌的可能性也增大。

美国凯斯西储大学医学院的研究团队对1240名人士的睡眠时间和内视镜检查进行了比较分析。结果显示，每天睡眠时间不足6小时的人，与睡眠时间超过7小时的人相比，出现大肠腺瘤的可能性提高50%。腺瘤是大肠黏膜表面出现的良性肿瘤，有些种类的肿瘤会发展成大肠癌。与男性相比，女性更容易患此病。

有利身体健康的睡眠时间

随着科学技术的发展，人们夜间的工作也在增多。对于在现代社会生活的人来说，睡眠不足是难以避免的。尤其是近年来，影视媒体和电脑游戏的发展，也导致人们睡眠不足现象加重。

确保足够的睡眠时间吧。睡眠是健康生活的基本条件。此外，还要减少食用妨碍深度睡眠的酒、含有咖啡因的咖啡、碳酸饮料等。

但是，睡眠时间过长也不好。很多研究结果都指出，每天的睡眠时间超过9小时，患心血管疾病的可能性会增大。因此医学界建议，成人每天的睡眠时间维持7小时左右。

一觉醒来依然疲劳

　　打呼噜看起来没什么，但是最近有研究结果指出，打呼噜的人如果在睡眠过程出现呼吸暂停的现象，那么患肥胖、心血管疾病的可能性会增大。

　　我们先来看一下打呼噜的医学定义。打呼噜是由于连接鼻腔和喉头的气管太窄引起的。气管窄的话，睡眠期间进行呼吸的时候，空气会与气管周边的组织产生摩擦，发出很大的声音。

　　如果只打呼噜，在睡眠过程中没有呼吸暂停现象的话，那么就是不幸中的万幸了。

睡眠过程中的呼吸暂停现象

　　这种现象的症状是，睡眠过程中，呼吸突然暂停10秒钟以上，1小时出现5次以上呼吸暂停。睡眠中的呼吸暂停现象主要发生在40~60岁的人群，男性患者居多，男性患者的人数大约为女性患者的8倍。女性在闭经期之后患这种病的可能性增大。60岁之后，男女患者比例大约为6：4。

　　睡眠过程中呼吸暂停的话，会影响深度睡眠，还会经常醒来。患者往往不知道自己有这种症状。因此白天经常犯困，感到疲惫。白天的工作效率自然会降低。此外，也会导致患其他疾病的概率增大，尤其是肥胖的发病率比正常人高很多。另外，脑卒中等脑血管疾病、心肌梗死等心血管疾病的发病率也会上升。

并不是所有打呼噜的人都有必要担心自己有呼吸暂停现象。那么怎样才能检查自己有没有这种症状呢？首先就是让周围的人看着自己睡觉，如果睡眠过程中出现呼吸暂停10秒钟以上的现象的话，建议去医院做检查。必要的时候，可以做透视检查，检查气管窄处有没有异常。

治疗呼吸暂停的方法

日常生活中，也有办法减少呼吸暂停现象的发生。首先，克服肥胖问题，会在一定程度上减轻气管变窄的问题。恢复正常体重，是减轻症状的第一步。戒酒、戒烟也是一个解决方法。药物也会带来这种症状，安眠药、镇静剂、感冒药、避孕药、安定剂等会使症状加重，如果不是迫不得已的情况下，最好不吃这些药物。尤其是安眠药，不仅会使症状加重，还会威胁生命，要特别注意。睡觉的姿势也很重要。调整一下床，使头部舒服，枕头不宜过高。

改变这些生活习惯，依然不能减轻症状的话，只能考虑高压呼吸器和手术了。利用高压呼吸器治疗，优点就是不用接受手术，但是不可能一辈子都使用这种装备。大部分情况下建议做手术，切除扁桃体使气管变宽。虽然副作用和并发症很少，但是任何时候都是，手术是在迫不得已情况下的最后一步选择。

开始脱发

众所周知，20~30岁的人，40~50岁的人，都会有脱发现象。脱发患者男性居多，因为脱发受雄性激素的影响。雄性激素的一种叫作双氢睾酮的物质，会导致头发变细，甚至脱落。

但是，最近女性的脱发现象也开始出现。压力、疲劳、吸烟、年龄增大是其原因。过度减肥、怀孕、贫血也是导致女性脱发的原因。但是女性脱发和男性脱发不同，头发不会完全掉光，只是头发变细或头发数量减少。而且女性脱发主要集中在头顶。脱发受遗传因素影响很大，如果父亲有脱发现象，那么儿子和女儿都有可能脱发。

脂溢性皮炎与斑秃

脱发也会伴随皮肤疾病，其中最具有代表性的就是脂溢性皮炎。其症状是头皮瘙痒并出现炎症，相关部位的头发开始脱落。这时接受脂溢性皮炎治疗，能解决脱发问题。

斑秃没有特殊的发病原因，压力过大可能会导致部分头发脱落。冥想法和运动能减轻压力，有助于防止脱发，但是不能完全解决脱发问题。

在西方医学界，通常采用服用抑制雄性激素中的双氢睾酮的药物的方法来治疗脱发。这种药原本是治疗前列腺肥大的药物，即使是坚持少量服用这种药物，也能减轻脱发问题。一般来说，按照治疗前列腺时应服用的药量的1/4的药量来服用，坚持服用6个月以上，就能解决头发脱落和头发变细问题，而且头发还会长出来。

女性也可以服用，但是尚未怀孕的年轻女性不要服用，闭经期之后的50岁以上的女性可以根据处方酌情服用。

脱发的治疗时间、预防和改善

脱发治疗的时间很重要。变成"地中海"或大光头之后再治疗，就很难有效果了。平时如果有大量头发掉落，就要注意是不是有脱发现象了。西方医学界认为，每天脱发100根以上，就意味着有脱发现象。

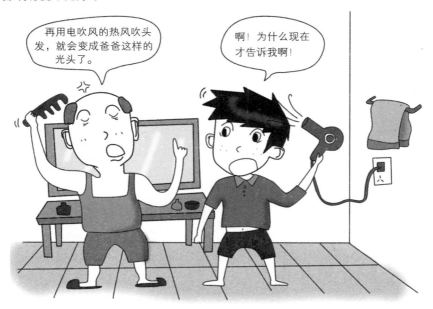

即使是遗传造成的脱发，改变生活习惯也能延迟脱发现象的发生，也可以预防脱发。

● 保持毛发干净整洁。头皮上聚集脏东西，会对头发健康带来危害。

● 给头皮提供水分也是有必要的，因此建议使用防脱发的洗发露。

● 洗头的时候用手指给头皮做按摩，不要挠头皮。有些人平时喜欢挠头皮，这会使脱发加重。应该尽量避免触碰头皮。

● 洗完头之后也不要用电吹风的热风来吹干头发。用电风扇的风吹干，或用毛巾擦干更好。

● 正确梳头也能预防脱发，与塑料梳子相比，木梳更好。塑料梳子容易引起静电，会对头皮和头发带来刺激。

超过30岁以后

　　30岁以后，最容易患的生活习惯病就是高血压。30岁以上的人群中，1/4的人都患有高血压。但是其中有40%的人不知道自己患有高血压，通过药物、运动、饮食来调节血压的人也不超过40%。

　　血压会随着年龄增长而升高，但是很多人误认为年轻人的血压是属于"低范围"的"低血压"，年老以后才会出现真正的高血压。

血压，不能掉以轻心

　　医学界指出，40岁之前，人们的血压普遍"偏低"。其实，医学界完全可以说把血压定义为"低范围"或"正常范围"，但是往往说成"偏低"。因此很多人把"偏低"理解为"低血压"。另外，周围"低血压比高血压更危险"的说法更让人感到担心。人们往往忽略对血压带来影响的饮食习惯和生活习惯，这些人往往在40岁之后被诊断为高血压。

　　2008年国民健康营养调查的调查结果显示，高血压人数的比例，30岁为7.6%，40岁为16.8%，50岁为33.9%，60岁为45.9%，70岁为58.9%。60~70岁的老人中，每2名中就有1名高血压患者。高血压患者中男性居多，60~70岁的老人中，男性高血压占49.1%~63.3%，女性占42.3%~51.5%。父母等近亲患有高血压的话，从30岁开始就要注意预防高血压，尤其是男性。

你知道白衣高血压吗

　　测量血压的时候，周围环境很重要，尤其是在医院的时候。国外的一项研究以法国三大城市的8800余名65岁以上老人为对象进行了分析，发现气温升高，血压降低；气温降低，血压升高。例如，气温为7.9℃与气温为33.4℃的时候相比，最大血压差能达到8毫米汞柱。冬季与夏季相比，平均血压高5毫米汞柱，因此老年人的高血压患者比例，夏季为23.8%，冬季为33.4%，有较大差距。由此可以得出结论，血压与外部温度等周边环境有密切关联，应注意外部温度的变化。

　　此外，要注意"白衣高血压"。这种高血压是指血压原本属于正常范围，但是到了医院，血液就会升高的现象。因为看到医生或护士等"白衣"人员就会紧张，血压就会升高。有这种现象的人，要告诉医生。有白衣高血压的话，要利用特殊血压仪进行测量，或者在家里用电子血压仪测量，最好让同事或周围的朋友帮助自己测量。

PART 04

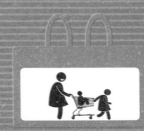

周末
让身体放松

累了不要躺着

　　周末的时候，很多职场人士吃完饭就躺着休息，尤其是过度疲劳或喝酒吸烟的人。

　　但是像这样吃完就睡，或者躺在床上度过一天，从一定程度上都会损害健康。即使有点累，吃晚饭以后最好还是在家周围走一走或散散步。因为吃完饭就躺下，容易犯恶心或反胃，还可能会出现反流性食管炎。

　　虽然反流性食管炎听起来比较生疏，但是我们周围有很多人患这种病。

　　根据韩国国民健康保险公团2011年11月的统计资料，2010年接受反流性食管炎治疗的患者达到286万人以上。也就是说，每100名韩国人就有6人因为这种疾病而接受治疗。另外，还有很多人没有去医院就诊。再算上这些人的话，患这种病的人会更多。尤其是40~50岁的人，每10名中就有1名因为患这种疾病而去医院接受治疗。最近，这种疾病的发病率在急速上升。

丈夫要小心，妻子也要小心

　　造成这种疾病的罪魁祸首是肥胖，喝酒、吸烟是帮凶。日常生活中，躺着的时间过长是最主要的原因。这会使食管的括约肌变弱，使得进入胃里的食物和胃分泌的胃酸等反流到食管。

问题是，部分女性有恶心、心慌等反流性食管炎症状的时候，去医院接受检查，但是没有发现任何异常。有研究结果指出，在接受胃镜检查的时候，男性因逆流产生的食管黏膜损伤容易被发现，而多半女性的食管黏膜异常不会被发现。因此女性在接受胃镜检查之后，没有发现任何异常的话，有必要进行食管酸性等其他检查。有研究指出，女性有头痛或眩晕、失眠症等症状的话，患反流性食管炎的可能性会增大。

再见了，夜宵

预防反流性食管炎，要防止调节食管的括约肌变弱，也要防止胃中食物过多，给胃带来压力。高脂肪食物会使食管与胃之间的括约肌变松，促进胃酸分泌，使食物在胃里停留时间过长，容易导致逆流。

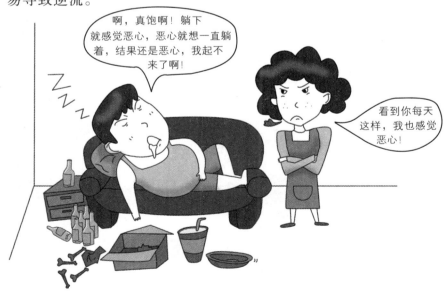

因此，应减少高脂肪食物的摄取。另外，吸烟也会导致这种括约肌功能下降。要避免暴饮暴食。酒、咖啡能促进胃液分泌，易导致胃酸逆流，要尽量避免这些饮料。

饭后的姿势也很重要。吃完饭后就躺下，或弯曲身体，会使胃中的食物移动至胃和食管的连接部位，因此吃晚饭后不能立即躺下。另外，睡觉之前不要吃夜宵。实在是没有办法，吃了夜宵的话，睡觉时要利用枕头或软垫、被子等物品将上半身稍微抬高。

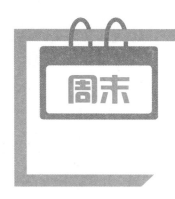

周末

举办洋白菜派对

众所周知，韩国是胃炎、胃溃疡、胃癌等胃肠疾病的高发国家。有人认为，其原因是吃咸、辣等有刺激性的食物会刺激胃肠壁。当然，吸烟、饮酒、不规律的饮食、压力等也是主要原因。

为了预防和治疗胃肠疾病，最好在菜谱中加入洋白菜。洋白菜富含维生素K和维生素U。维生素K有助于防止因胃炎或胃溃疡造成的出血；维生素U对我们来说很生疏，但是它有保护胃黏膜的作用。另外，吃洋白菜的时候，一般不会腌制或放入辣椒面。也就是说，与泡菜不同，洋白菜既不咸也不辣，对胃肠刺激小。也有一些研究证明了洋白菜的效果。

为什么东南亚国家胃癌发病率低

有人指出，不经烹调直接吃洋白菜等含有膳食纤维较多的蔬菜的人，患胃癌的概率会减小。这在印度尼西亚等东南亚国家得到了证实。在东南亚国家，胃肠中有幽门螺杆菌这种细菌的人口比例比韩国高，但是患胃癌的比例还不到千分之一，远低于韩国。有人指出，这是因为东南亚国家人们胃肠中的幽门螺杆菌与韩国人胃肠中的幽门螺杆菌不同，同时也有人认为这是因为东南亚国家的医学技术不发达，发现的病例较少。但是最科学的说法就是，东南亚人喜欢吃含膳食纤维较多的蔬菜。也就是说，东南亚人喜欢吃不经烹调的蔬菜，使得他们患胃癌的概率很低。

洋白菜做成沙拉吃，更有利于胃肠健康。洋白菜中的膳食纤维有助大肠蠕动和减轻便秘。作为小菜或零食，一定要吃洋白菜。

坚果类和口香糖

坚果类也有利于消化器官的健康。松子、花生、核桃、杏仁、开心果等硬壳类坚果还对心脏疾病等其他疾病的预防有帮助。还有学者指出，吃坚果类能提高学习能力。坚果类也是摄取各种营养元素和食物油的食材。

也有人主张，饭后嚼口香糖有助于消化。因为嚼口香糖的话，唾液和含有消化酶的胰腺液的分泌会增加，有助消化。美国一项研究表明，让患有食管疾病的人嚼口香糖，能增加唾液分泌，也能防止胃酸逆流。英国的一项研究也证实了这一点，接受胃肠手术的人，嚼口香糖以后，胰腺液和唾液的分泌都增多了，同时促进了消化。

让汗水尽情流淌

汗液是通过运动等人体能量代谢的形式分泌的，外部气温过高时也会出汗。但是研究证明，在蒸拿房中流淌的汗，与运动时流淌的汗不同。由于出汗的原理不同，汗液中的成分自然也不同。

实验证明，运动时出的汗，除了汗液中的固有成分，还排出了钠、镉等重金属成分。而在蒸拿房中排出的汗，除了固有成分，还排出了钾、镁、钙、磷等矿物质。因此专家一致认为，运动时流汗对身体健康更有利。

流汗有助减肥吗

众所周知，运动时，或在很热的地方时，流汗能减轻体重。与冬季相比，在气温较高的夏天做运动，体重减轻更快。但是，并不是流汗越多，体重越减少。这只是一时的效果。流汗以后，喝水的话会立即恢复原样。在汗蒸房流汗以后，再喝水的话，体重几乎没有变化。在很热的地方流再多的汗，也无助于减肥。

想为了减肥而流汗的话，不如在较冷的冬季多做运动更有效果，因为这样能消耗更多能量。也就是说，运动之后体重不会有太大变化，但是体重最终会减少。

相同的原理，让人出汗的辣食物也不利于减肥，而且吃多了反而会增加热量的摄取。

多汗症的秘密

有些人流汗比正常人多3~4倍，甚至达到7~8倍。因为流汗过多给生活带来不便，这时候该怎么办呢？

这些人往往手指也会出汗，给电脑作业带来影响，或者手心出汗过多，拿东西都不方便。这种出汗过多给日常生活带来不便的症状，叫作多汗。0.5%~1%的成年人患有此病。

根据出汗的部位和原因，多汗症也分为很多种类。额头或手掌等身体特定部位出汗过多，属于局部多汗症；全身出汗过多，属于全身多汗症；吃辣食物等刺激性食物时脸上出汗过多，属于味觉多汗症。多汗症往往是脸上，尤其是额头、上嘴唇、嘴部周围，以及胸部出汗过多。

多汗症在医学上不属于疾病，而是给日常生活带来不便的症状，也需要治疗。引起多汗症的疾病有很多，代表性的有糖尿病、心脏疾病、甲状腺功能亢进、结核、帕金森等。这些疾病引起的多汗症往往是全身多汗。这种情况下，治疗引起多汗症的疾病，之后大部分多汗症也会消失。对于不知道原因的多汗症，可以采取药物治疗、肉毒杆菌毒素治疗、手术治疗等。有涂抹局部的药物，也有适用于全身的药物。手术治疗的原理是，切除胸部的交感神经，阻止汗液分泌。此外，过度紧张和过度兴奋也会导致多汗，这时候需要接受心理治疗。

不出汗怎么办

除了多汗症，还有一种几乎不出汗的无汗症。多汗症的人往往羡慕流汗少的人，其实汗液有调节体温的作用，因此无汗症并不比多汗症好。

无汗症容易导致疲劳、头痛等轻微症状，症状加重的话会出现恶心、眩晕症、胸部疼痛等症状。非常严重的情况下，由于无法调节体温，可能会导致比较罕见的全身无力，以至于昏睡。尤其是在夏天，体温升高，中暑的可能性也比正常人高。

导致无汗症的原因尚不清楚，但是遗传是其中一个原因。而且糖尿病、低血压、红斑狼疮等全身性疾病，干癣、特应性皮炎等皮肤疾病，都有可能导致无汗症。

如果知道导致无汗症的疾病，那么治疗无汗症的方法就是治疗这些疾病。但是不知道无汗症产生原因的话，除了改变生活习惯，没有其他办法。首先就是避免过度运动。由于不出汗，皮肤容易干燥而瘙痒，建议经常使用保湿剂。

汗液带有颜色

汗液原本是透明的，但是有些人分泌的汗液是带有颜色的。这种汗液带颜色的症状被称为色汗症。大部分黄色和红色的汗液一般不是普通的汗腺分泌的，而是由大汗腺分泌的，即腋下、肛门、生殖器周围的大汗腺。

汗液带颜色的原因，分为身体内部原因和皮肤外部原因。大汗腺分泌的汗液在皮肤细菌的作用下发生变化，于是产生了颜色。内部原因的话，可以通过各种检查来查找病因，但是如果不会对日常生活带来太多不便的话，也没有必要治疗。严重的话，可以使用涂抹的抗生剂，平时要常洗澡、勤擦汗。

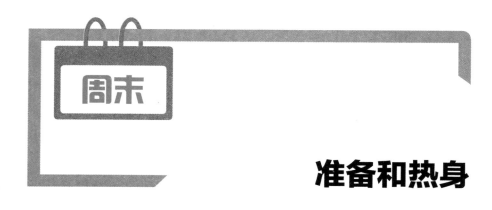

准备和热身

即便是对身体好的运动，突然就开始做的话，也会给肌肉和韧带带来负担。跑步或走路时摔倒的话，肌肉和韧带也会损伤。

减少受伤的最好方法就是像伸展运动这样的热身和准备活动。做伸展运动的话，肌肉和韧带的活动范围会增大，避免摔倒或滑倒造成受伤。即便是不幸受伤了，也能减轻受伤的程度。

需要注意的是，并不是说只做伸展运动的话就没有运动的效果。伸展运动本身能消耗体内的能量，有运动效果，也有利于骨骼和肌肉健康。因此，在开始爬山、骑单车、跑步、足球、网球等容易受伤的运动之前，一定要做10~20分钟的伸展运动。准备活动也要做，进行慢走或者徒手体操。

准备运动和整理运动

在运动完之后，进行伸展运动和慢走等来结束运动。运动过程中，肌肉变得紧张，第二天容易出现肌肉疼痛，整理运动有助于预防这一现象。整理运动还有助于肌肉的血液循环，以及帮助排出运动过程中产生的废弃物。

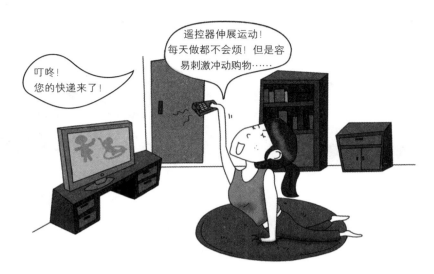

一直坚持运动的人，有时候会不做伸展运动或准备活动。因为他们自认为了解运动的强度，以及自己的身体和体力。但是，就算每天都做运动，气温和湿度也不同，户外活动时地面情况也不同，因此不能掉以轻心。

健康又安全的
驾驶方法

　　周末驾车驶入高速公路，这是一种休闲，还是一种折磨呢？我们经常这样想。肩膀、胳膊、腿、脚腕容易疼痛，外加疲劳，容易引起疲劳驾驶。尤其是驾驶姿势不正确的话，这种可能性会更大。因此有关专家建议，虽然一开始感觉不适应，但是还是要采取正确的驾驶方式，坐在驾驶位上做一些简单的准备活动。

　　长时间坐在狭窄的驾驶室开车，体力下降，容易造成疲劳驾驶，引起事故。尤其是经常停车的时候，动作的反复会加重身体疲劳。这种疲劳受驾驶姿势的影响很大。

正确的驾驶姿势

　　常见的错误驾驶姿势是身体往前倾。由于肩膀和颈部用力，易造成腰部肌肉紧张，加重身体疲劳。这种姿势的危险在于降低了身体的柔韧性、缩小了视野，遇到紧急情况时，反应速度会随之降低。

　　正确的驾驶方式是，屁股贴近座椅，座椅后背的角度是向后倾斜15°。与踏板的适当距离是在完全踩死踏板的时候，膝关节不会完全伸展开的程度。头部靠枕的适宜高度是靠枕的中央部位与眼睛的高度持平。

养成不好的驾驶习惯以后，突然用这种姿势驾驶，会感觉不舒服。但是一旦养成正确的驾驶习惯，会发现这样更舒服、更有效率。

减轻肌肉疲劳的伸展运动

驾驶过程中出现的肌肉疲劳或肌肉紧张容易引起紧张性肌肉痛。预防这种肌肉痛的方法就是伸展运动。在中途停车的时候，坐在驾驶室里就可以做一下简单的伸展运动。

● 放松颈部肌肉：脖子左右活动3次，能有效减轻疲劳。这时候不要单纯地晃动脖子，要尽量使脖子前后左右大幅度运动。这种动作能缓解紧张的颈部肌肉，以及变僵硬的颈部脊椎。

● 放松肩部肌肉：一只胳膊自然伸展开，胳膊肘弯曲90°，在自然放松的状态下，用另一只手抓住胳膊肘，往反方向拉，维持5秒钟。这种姿势能让我们感觉到肩后部肌肉和胳膊下部肌肉被拉伸。另一只胳膊也用同样的方法做运动。

● 放松腰部肌肉：在保持坐姿的同时，将肚子和腰部前倾，挺直脊椎后腰部用力5秒钟，能感觉腰部放松许多。

● 放松大腿内侧和脚腕肌肉：伸开一条腿，将脚腕尽量向脚背方向弯折，维持5秒钟以上。脚踝做画圈的动作，脚趾并拢再伸展，有助于减轻脚部疲劳。

有孕妇和孩子在身边的时候

身边有孕妇和孩子的时候，要避免长距离的旅行。怀孕12周至9个月，这段时间到比较近的地方旅行没有关系。但是有流产经历的孕妇、双胞胎孕妇、有子宫畸形的孕妇要特别注意。建议怀孕32周以上的孕妇不要坐飞机。旅行之前有必要接受医生的检查，乘坐私家车的时候，每隔1小时应下车休息一会儿。有孩子随行的时候，为了不影响孩子的睡眠习惯，要注意驾驶时间。在高速公路行驶的时候，也要经常开窗换气。

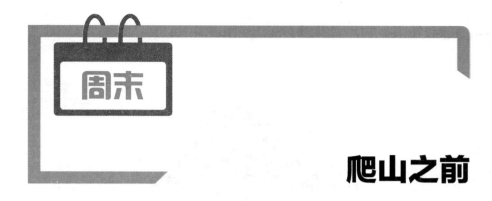

爬山之前

爬山既能欣赏风景又能运动，还可以和同行的人一起交谈，可以说没有比爬山更好的运动了。爬山对于缓解压力也是很有帮助的。但是即使是再好的运动，没有任何准备就开始的话，脚腕和膝关节容易受伤。肥胖或平时不经常运动的人，爬山的时候要注意穿能够保护脚腕的运动鞋和护膝。

放松关节部位的运动

爬山时受伤的人往往是肥胖的人，因为体重过重，爬山的时候会对关节带来压力，造成骨骼、韧带和肌肉受伤。

不管是爬山专家或平时经常爬山的人，还是从来没有爬过山的人，爬山之前最好做10~20分钟的伸展运动和徒手体操，尤其要放松腿部的关节部位。

下山时要格外小心

我们都知道，下山的时候比上山的时候更容易受伤。因为上山的时候，肌肉已经很疲劳了，下山的时候关节、骨骼、韧带受到的压力更大。

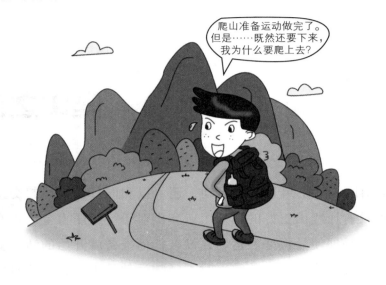

下山的时候，与径直走下山相比，沿"Z"字形路线下山能减轻关节负担。步幅要比平时减小，脚掌着地时，要尽量轻缓。

爬山辅助用品

除了正确的爬山姿势，辅助用品也很重要。爬山辅助用品包括：减轻脚腕和膝关节冲击的鞋垫、保护膝关节的护膝、保护脚腕的登山鞋等。

● 护膝有助于防止膝关节韧带受伤。一般来说，膝关节前后运动，使得身体移动，但是膝关节向旁边移动的话，容易造成韧带受伤。护膝能防止膝关节向旁边移动，防止韧带受伤。

● 登山鞋能抬高脚腕，保护脚腕。脚腕受伤往往是由穿不合适的运动鞋造成的。脚腕后面的足筋腱尤其容易受伤，因此登山鞋能抬高脚腕，保护脚腕不受伤害。

● 此外，还有拐杖和小棍子，它们能将下半身的压力分担到手和胳膊上。

不幸受伤的话

脚腕受伤的话，首先要停下来休息，固定脚腕不使其活动。待下山之后，冷敷有助于减轻疼痛和水肿。崴脚之后，人们往往不等到脚痊愈便开始走路或运动，这样是不对的。脚腕没有完全好的话，容易再次受伤，要注意不能让其发展成为慢性病。

脚腕受伤的话，要等其痊愈以后再进行爬山运动，至少两个月期间不能再爬山。可以用骑单车或游泳等对关节刺激小的运动来代替爬山。

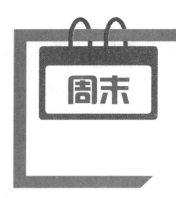

寒冷天气，
室外活动注意事项

　　气温降到0℃以下，非常寒冷的时候，室外活动时要特别注意。尤其是登山的时候，要格外小心。因为这可能导致体温过低症。

　　有心血管疾病等慢性疾病的人，身体相对虚弱的孩子等，室外活动时要格外小心。衣服遮盖不到的地方，要注意用帽子、围巾、手套、袜子等御寒。

　　体温过低症不仅仅发生在气温特别低，甚至是零下的时候。身处15.5℃以下的环境中，我们的体温就开始降低。长期身处7℃以下的环境中，就易出现体温过低现象。尤其是慢性疾病患者，即使气温维持在22℃~24℃，体温也会下降。在亚热带地区，也有人因为体温过低症而死亡。

体温过低的对策

　　应对体温过低中最常见的问题是，由于症状慢慢出现，不容易察觉。体温过低症的初期症状是出现恶寒、皮肤冰冷、脸色苍白、心情抑郁。长时间处在寒冷的环境下，恶寒会消失，开始犯困，严重时会导致死亡。

出现体温过低时，首先要到没有风且相对暖和的地方，喝一些含糖的热饮料，或者吃一些砂糖，以便快速吸收热量。同时活动身体，这样做能促进热量产生。但是不要喝酒，喝完酒以后看似能产生热量，但事实上热量消耗更快。

疑似体温过低的人如果昏迷或失去意识，应立即呼叫救护车。尤其是老人和孩子，不管症状严不严重，一定要去医院接受治疗。

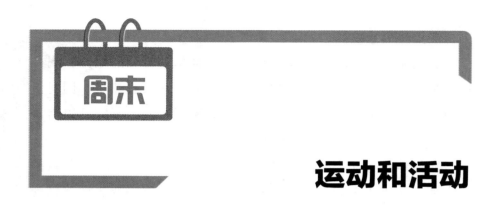

运动和活动

一旦在运动中受伤，在完全恢复之前，不要勉强活动。但是即使有因为受伤而产生的腰部疼痛和膝关节炎，也要进行适当的活动。强化关节周围的肌肉，能使疼痛减轻，也能防止关节僵硬或运动能力减弱。

骨骼受伤的话，疼痛会很严重，一般需要去医院治疗。大部分情况下会打石膏，防止外部刺激。

比较容易被忽视的是肌肉和韧带的损伤，通常被称为"扭伤"或"崴伤"，是由很多韧带中的一个或数个韧带损伤造成的。这种情况下，肌肉和韧带的损伤不会像骨折那么疼痛，一般2~3天症状就会减轻。很多人很快又开始运动，这容易造成韧带损伤加重，引起慢性韧带炎等疾病，应尽量避免。损伤的韧带完全恢复一般需要6~8周，这时候静养是最重要的。在恢复期间，做一些加强受伤部位周围肌肉的运动比较好。

脚腕受伤时，做锻炼上身肌群的俯卧撑，或躺下做腿部抬举动作比较好。膝关节周围的肌肉强化运动，在患有退行性关节炎的时候是必须要做的。肌肉加强的同时，疼痛也会减弱。

做平时不经常做的运动，或运动过度的话，易产生肌肉痛。

大部分疼痛出现于大腿内侧、小腿、胳膊、肩膀、腰部。这种肌肉痛一般出现在运动完的一天之后，第二天尤其严重。严重的时候会持续1周。

之前的一些理论解释说，肌肉中储存的能源被消耗掉，产生乳酸并聚集在肌肉中，引起肌肉痛。但是最近的理论解释说，肌肉痛是由运动过程中肌肉组织变细或撕裂造成的。尤其是平时不运动的人，肌肉脆弱，更容易出现肌肉痛。要想减轻肌肉痛，可以用冰或凉水敷痛处，给因运动造成温度升高的肌肉降温，水肿和疼痛会减轻。想更快减轻疼痛的话，与其不活动，不如稍做活动来促进血液循环。

那么平时腰痛或膝关节痛怎么办呢？许多调查结果显示，70%~80%的人在一生之中至少有1次以上比较严重的腰痛。值得庆幸的是，大部分腰痛过1周之后就能消失。

一般认为，腰痛的时候躺着休息最好，但是最近的研究结果指出，越是躺着，腰痛恢复就越慢，因为腰部周围的肌肉变弱了。因此，即使腰痛，也要尽量和平时一样活动，但是要避免过度运动。

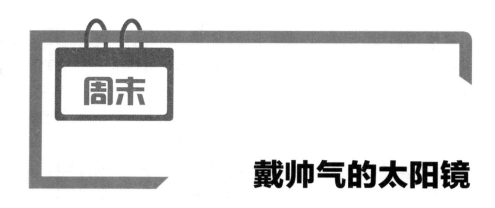

戴帅气的太阳镜

众所周知，强烈的紫外线会引起皮肤老化或皮肤癌等各种皮肤疾病，危害皮肤健康。但是还要注意一个器官，就是眼睛。紫外线对我们眼睛的角膜和晶状体有害。

眼睛受到紫外线照射，眼球表面的角膜和构成眼球的玻璃体会吸收大部分紫外线B，而少量波长较长的紫外线A则通过角膜到达晶状体。波长较长、能力较强的紫外线B长时间照射我们的眼睛，容易引起角膜和晶状体疾病。虽然罕见，但是也有可能出现视网膜疾病。

紫外线与眼科疾病

长时间受紫外线照射而引起的眼科疾病，可以分为急性和慢性。急性眼科疾病是受到强烈阳光照射2~3小时后出现的症状。代表性症状是角膜表面被紫外线破坏，伴随眼睛疼痛和视力减退。夏天阳光比较强烈，长时间户外活动的话，可能会出现这种疾病。

也有紫外线导致的慢性眼科疾病。有的人患病数十年，代表性疾病的有白内障、视网膜损伤、翼状胬肉等。

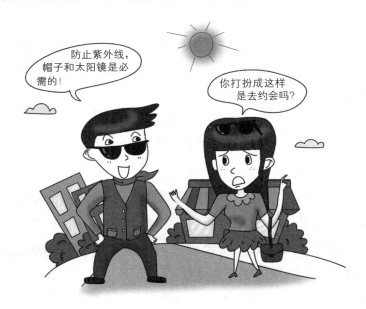

长时间受紫外线B照射的话，患白内障的可能性会增大，因为紫外线会损害晶状体。到达视网膜的紫外线是导致老人失明的一个重要原因，也和视网膜黄斑有关。同时，覆盖白眼球的结膜会浸入眼球，严重时会引起散光和视力低下。翼状胬肉也是由强紫外线导致的。在日照较长的地中海国家，翼状胬肉的发病率很高。

又帅，又有利于健康

因此眼科医生建议，紫外线较强的时候，尽量不要外出。迫不得已外出的话，要戴太阳镜和遮阳帽等。

太阳镜能切断70%~80%的紫外线，可以有效保护眼睛。太阳镜切断紫外线的效果与镜片颜色无关，因为太阳镜中有切断紫外线的物质。最近生产的太阳镜一般都含有这种物质，但是最好在购买之前再次确认一下。太阳镜应有能力切断波长较短，但是能量较大的可视光线切断率应在20%~40%之间。但是在光线很弱的情况下，太阳镜会导致视野变小。开车的时候，戴太阳镜的时候也要确保能区分红绿灯。

戴檐宽的帽子

戴墨镜也不能完全遮挡阻断紫外线，因为紫外线会通过颧骨反射或者通过眼镜旁边或上边射进眼睛内。所以，戴像镜片大的墨镜或运动型墨镜与面部贴合较好的墨镜，可以更好地遮挡紫外线。若同时戴帽檐宽的帽子会更有效。

同时，在紫外线较强的上午10点到下午3点要谨慎外出，尤其是婴幼儿吸收紫外线的水晶体比大人的要清澈透明，所以会吸收大量的紫外线。不得已带孩子出门时，需给孩子戴檐宽的帽子。

在汗蒸房和澡堂

认为洗澡就应该用所谓的"伊太利毛巾（搓澡巾）"（至于为什么起这个名字不得而知）搓澡才算真正的洗澡的人很多。也有好奇韩国的大众洗澡文化，为此亲自来体验的外国人，这种文化好像已被广泛传播。但很多人可能不知道，用这种"伊太利毛巾"洗澡会毁了你的皮肤。

一般用"伊太利毛巾"的人会一直搓到皮肤发红，觉得只有搓出灰才算没白花钱。但是皮肤搓红后，甚至会损伤到皮肤中分布着毛细血管的真皮层，当然此时也损伤了保护皮肤的角质。

皮肤需要角质

很多人认为皮肤角质没有用，或者角质使皮肤看起来不细腻。当然，如果角质层增厚，皮肤看起来很难看，但是角质层能防止具有储水的真皮层干燥的作用。

夏天会好一点，因为空气中水分充足，皮肤不干燥。但是韩国从秋季开始，冬天和春天的气候很干燥。如果没有起锁水作用的角质层，皮肤的真皮层会直接暴露在干燥的空气中。所以皮肤容易干燥，从而易患皮肤干燥症，加快皮肤衰老，皮肤还会裂小细纹，稍微碰到衣服或其他物质可能会产生接触性皮炎。

如果有过敏性皮肤炎、干癣等，缺少角质层的保护，这些皮肤问题会加重。健康的人可能会好一点，如果是免疫力低下的老弱者，患有慢性疾病或癌症的患者等一旦皮肤真皮层受伤，可能会造成细菌感染。

淋浴就足够了

如果不是做接触有害物质工作的人，用水就可以将大部分粘在皮肤上的污染物洗净。如果觉得在流汗较多或在灰尘较多的环境中工作，仅仅用水洗不净，那么用平时用的香皂或清洁剂洗就足够了。将香皂或清洁剂充分打沫，然后用轻搓的力度涂在身上就刚刚好。

浴室的保湿剂

越是干燥的季节在淋浴或洗澡后，越应该进行皮肤护理。频繁淋浴并不好，特别是在干燥寒冷的冬天，2~3天洗一次澡反而对皮肤好，因为淋浴后水分蒸发皮肤会变得干燥。

淋浴后一定要立即涂抹乳液之类的保湿剂。在澡堂或浴室里用毛巾擦干后，应立即涂抹。

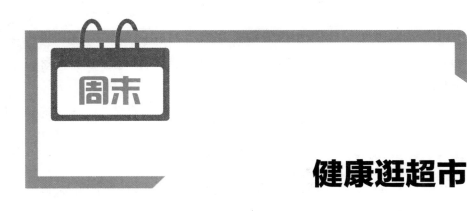

健康逛超市

吃饭不是为了生存，而是为了健康。实际上，现在在大型超市或市场买吃的，讲究的也不是量，更多的是质量和对健康的益处。

但是大多数的人不关心将食物或者材料拿回家的过程中维持健康的窍门。不论是对身体多有益的食物，一旦变质，不仅会对健康无益，反而可能会引起食物中毒。

比如说购物时，只要遵守在结账前一刻购买冷冻或者冷藏食品等几个要领即可，但就是不付诸实践。

按顺序购物

事实上，2010年食品药品安全厅以韩国607户为调查对象，就购物时购买食品的顺序进行了问卷调查。结果显示，调查对象中47.1%的人购买食品时没有特别顺序，甚至有5%的调查对象回答说先买冷藏及冷冻食品。冷藏及冷冻食品在常温下易滋生导致食物中毒的微生物，但是人们购物时却不注意这一点。

这项调查同时调查了购物的时间，结果发现，在百货店食品柜台购物的时间最长，为83分钟；在大型折扣超市的购物时间为80分钟；在传统市场的购物时间为45分钟；在家附近超市和商店的购物时间为20分钟。

小心食物中毒

通过食品药品管理局的调查结果也可以发现一个明显的事实。将直接购买的食物放在室温（25℃）下，过一会儿确认食品的温度，会发现肉类、鱼贝类、加工食品等冷藏及冷冻食品1个小时内会上升20℃左右。尤其是在超过30℃的炎热天气下，在大型超市里最先买了紫菜包饭，放在空调风不循环的后备厢中载回家，平均用时1小时45分钟。这期间，引起食物中毒的主要原因菌之一——金黄色葡萄糖菌增长了3倍。相反，结算前购买，并放在凉爽的车内保管，回家后黄色葡萄糖菌数量几乎没有增加。

购物时间仅1小时

结论是在百货店或大型超市里购物时，从购买到回家吃平均用时1小时30分钟，所以需要冷藏及冷冻保管容易变质的鱼贝类和肉类、豆腐等，应该结算前购买。也应该缩短购物时间，尽量在1小时内完成。

PART 05

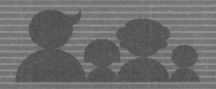

家人健康
守护家人健康必知的常识和习惯

不同年龄层的
家人健康守则

　　家人的健康是最重要的。家庭中的一个家庭成员健康出了问题，整个家庭都会很辛苦。下面让我们了解一下不同年龄层应该关注的健康计划和实践方法。

家庭必知事项

　　不论年龄，健康的第一原则都是禁烟和体重管理。新年伊始，很多人决心戒烟、减肥，但是6个月后有5%的人完全做不到。想成功戒烟、管理体重，应该遵循几个原则。首先，将自己的决心告诉家人、同事、朋友以获得他们的帮助。需要提前订好惩罚办法，最好同时确定一定的费用，若能坚持一定时间，要给自己一定的嘉奖。

　　生活中小小的行动会是引导你成功的重要因素。扔掉烟和打火机，想抽烟时准备可以代替的水、无糖的糖、口香糖等。深呼吸、散步都是忘记抽烟的好办法。一定要遵守的是，尽量不去动摇自己决心的酒场等。

　　为管理体重，尽量吃早饭，晚饭少吃。外出吃饭时选择韩餐或日餐，不要吃含脂肪量高的中餐或西餐。同时可以边聊边吃，细嚼慢咽。

少儿青少年期（1~19岁）：追加预防接种

4~6岁孩子首先应该按时追加接种DTP、小儿麻痹、MMR等疫苗。最近呈增长趋势的小儿肥胖管理也很重要，小儿肥胖导致成人后肥胖的概率到70%以上。避免经常食用冰激凌、汉堡、油炸食品等，做饭时应使用低热量食材，同时也应该养成吃水果和蔬菜的习惯。但是由于过度减肥会影响孩子成长，所以维持体重比减肥更可取，但是有必要坚持运动。

青年期（20~39岁）：从年轻开始就养成运动的习惯

这个时期是体力和身体条件最好的时期，同时也是损害健康的习惯达到最高峰的一个时期。这个年龄就算为了防止老年病，也应该养成运动的习惯。登山、慢跑或者加入足球、乒乓球等球类活动俱乐部等，也是不错的选择。这个时期也是应该特别注意意外死亡的时期，尤其不要酒后驾驶、自杀。我们需要可以减压的家庭生活和社会生活的智慧，如果凭自己的力量很难做到，也可以寻求专科医生的帮助。

中年期（40~59岁）：至少每两年进行1次体检

这个时期体力下降，身体各处发出异常的信号，必须避免过饮和吸烟，需要做快走、慢跑、游泳、骑固定式自行车等有氧运动。此时是早期检查疾病的重要时期，所以最少两年接受1次体检，特别需要做胃癌、大肠癌、宫颈癌、乳腺癌、肝癌等癌类检查；40岁起猝死和心脏疾病发病率增加，需要对血压和血糖进行管理。

老年期（60岁以上）：避免食用未检验的健康食品和药

这个年龄很容易患上高血压、糖尿病、高血脂等生活习惯病，为避免出现并发症或到晚期才发现，平时应该特别注意。运动最好选择受伤危险性小的游泳、快走等项目。需要规律的摄取营养均衡的食物。避免服用未经检验的健康食品，勿乱用药。为及早发现心脏与血管疾病，健康检查时最好包含以上检查项，如患有糖尿病、呼吸器官疾病等慢性疾病，秋季必须接种预防流感疫苗。

适合自己身体的
健康检查

　　什么是体检？以前主要是指通过各种检查早期发现疾病，但是最近这个概念的含义变得更为广泛，包含疾病的早期诊断、指出可能引起各种疾病的生活习惯，以及矫正习惯的商谈和指导。可以说，健康检查的概念变得更加贴近患者。

　　但是事实上，很多消费者（这里不称之为"患者"是因为接受检查的是还没发现疾病的人）是怎样看待检查的呢？首先，同意早期检查，即多亏检查中发现异常症状，及早发现了重病，积极接受早期的手术治疗等。

　　但是大家又是怎么看待检查时并未发现任何症状的情况呢？大多数人会先认为自己是"健康"的，特别是30岁、40岁出头的职场人士，平时喝酒抽烟又不运动，检查没有异常觉得既神奇又庆幸；不想改变自己的生活习惯，跟身边的人说自己的身体好像很特别，听"不喝酒、不抽烟、规律运动"的忠告也只是一时，1~2年一次的健康检查也只是当作形式，表现出毫不关心的态度。

　　正因为如此，我们才经常听到朋友得了癌症、中风、心肌梗死等重病40岁猝死的消息。看看我们周围那些喝很多酒、抽很多烟、严重肥胖、一点都不运动、深受过劳和压力的折磨的人，这些事就像没有发生在他们自己身上一样，还畅谈什么"应该接受昂贵的健康检查"、"应该入份保险"等呢？

假阴性的陷阱

在大学医院或综合医院很容易购买到价格昂贵的健康检查，便宜的30万~50万韩币，卖得好的甚至达100万~200万韩币，针对高收入阶层的1000万的长期健康检查套餐也很有人气。

但是，不管多贵的健康检查都存在陷阱：如大家熟知的"假阴性"癌，即初期没能发现的癌症。MRI(核磁共振成像)、PET、PET-CT等不论多么先进的影像设备都有局限，比如展现的影像断面间隔是0.5厘米，那么0.2~0.3厘米的初期癌症也可能发现不了。也许有人会说"将断面的间隔缩短不就可以了嘛"，但是我们也应该站在影像医学和医生的立场考虑，让整天看影像的他们看更多的影像，再优秀的医生效率也肯定会降低。也就是说，影像有异常也有可能被忽略。假影像是影像检查的常出现的情况，这已经是大家都知道的事实。

之前也听说过健康检查时没有任何异常的人几个月后因癌症去世的消息。根据2012年8月消费者保护院发表的结果看，2011年癌症误诊时间共发生507件，较2010年的213件增长了2倍以上；追加检查疏忽作为最大误诊的理由占整体的3.5%；影像、组织判读有误占31%，紧居第二；说明不充分占第三位；由于放射线或超声波画质不清晰，判读困难的情况也很多。

假阳性的问题

下一个是问题是"假阳性"，即实际上不是癌，但是检查结果是癌，这种情况当然是"快乐"的结局。虽然接受了2~3次检查，花费了超过100万韩币，但是最终得到的结果不是癌症，这还算是开心。直到最终检查结果出来之前，消费者犹如在鬼门关徘徊。在医生宣布"不是癌症"的那一刻，消费者已经不顾及自己花掉多少钱了，只是连声对医生说"谢谢"。事实上，应该给予让消费者2~3周期间出入鬼门关的医生严重警告，并指出让消费者接受不必要的检查的问题，但是现实却不是这样的。

假阳性的问题仅仅止于过度支出钱财吗？不是的。例如接受放射性胸透后怀疑是癌而去做CT的情况很多，费用不低自不必说，但是总比花几十万韩币做MRI要便宜。但问题是患者接受了不必要的放射线，CT根据不同的部位有所不同，但是一般照射一次就会放射出5~7MSV（希沃特）放射线。

美国的研究结果表明，假设1年1万人做CT，其中就会有1人患上可能危及生命的严重癌症。这样的检查不是早期发现癌的检查，而可能让无癌的人患上癌症的检查。

不仅如此，怀疑患有大肠炎、胃癌等做确认是否有癌细胞的组织检查，结果使胃或大肠上产生窟窿或出血、感染的情况也时有发生。也就是说，"假阳性"不仅浪费钱，还会因各种副作用而伤害身体和健康。

避免健康体检套餐

不鼓励购买现成的健康体检套餐，而是有必要考虑自己父母患有的癌、重病、自己的身体状态，比如血压高、肥胖或者从来不运动等状态进行有针对性的检查。也就是说，如果有患有胃癌的父母，那么35~40岁起就应该接受胃癌早期诊断。不是说"贵的就好"、"便宜没好货"，与检查相比，更重要的是检查后的生活，一定要将健康检查结果鼓励的生活习惯努力付诸实践。

男女有别，
疾病也一样

　　最近韩国也出现了医学合诊专科医院。即使同样一种疾病，男女也会表现出不同的症状，同样的治疗方法会出现不用的结果，所以要根据男女之间的差异进行诊断和治疗。特别是针对心口痛、郁愤成疾、慢性头痛、下腹部不适感等女性经常出现的疾病，医院合并了5个以上的独立科室，为患者提供综合医疗服务。

　　之前有研究结果表明，能够阻止血管里产生血栓、对心脏和血管疾病起预防作用的阿司匹林对男性有效，但是对女性没有效果，或者效果很少。不仅药的效果如此，食品的效果同样男女有别。

　　日本的研究结果表明，每天喝1杯以上咖啡的女性与不喝的女性相比，患有大肠癌的可能性低。但是这种效果在男性身上观察不到。相反，也有研究表明喝咖啡可以降低患肝癌的可能性，而调查结果显示这一效果男女都适用。

　　发病的情况男女也有很大的区别。比如大脑中肿瘤的类型，男性一般好发治疗相对困难的肿瘤，而女性好发的脑肿瘤一般是不容易恶化、容易治疗的肿瘤。从诊断到治疗，有必要根据性别加以区别，对于这一点大家意见基本一致正如我们知道存在儿童青少年科和老人医学一样，年龄不同，治疗效果也不同，甚至每个人的治疗效果都不同。举个例子，治疗胃酸分泌过多的除酸剂，根据患者体内是否存在一种分解这种药的酶而药效不同。如果没有这种酶，那么这种药对我们的身体就无效，有20%的韩国人身体内没有这种酶。

今后随着对这一领域的进一步研究，也许可以知道为什么同样的药对每个人的效果不同。正在服用高血压等药而且调理得不错的人，奔走相告他人药效很好这样愚蠢的事情也会减少。

守护家人健康时也是如此。仅凭自己的经验很难判断家庭成员的健康状态，无论是谁健康出问题了，一定要去医院与专科医生商谈，认真配合治疗。

如果还没开始
运动的话

　　统计局每年都会公布上一年的死亡原因统计，从统计局公布的资料中，我们不难找到为什么应该运动、如果不运动为什么应该立刻开始运动的答案。让我们通过数值来看一下吧。

　　如果之前有分析过，我们不难得知自己什么时候会死去。现在韩国人的平均寿命一般是80岁。男女区分来看，男性的平均寿命为75~80岁，女性则一般能活到80岁出头。很多年轻人的死亡原因是自杀和交通事故，40~60岁的人如果没有患癌之类的疾病，能活过90岁的人也很多。以此为基础，让我们通过统计局公布的死亡原因资料看一下20~40岁的人最应该注意些什么吧。

　　绝对不能疏忽的问题，首先是不能自杀。应该留心观察周围20~40岁的人有没有试图自杀的。仅与10年前的2001年相比，2011年自杀死亡的人就大幅增加。2001年，每10万人口有14.4人死于自杀；2011年自杀人数为31.7人，增长了两倍以上。众所周知，自杀是20~30岁的人死亡的首要原因。实际上，自杀也是40~50岁的人死亡的第二主因，仅次于癌症。当然，想减少自杀人数，个人的意志和社会剥夺程度等社会环境的变化很重要。如果这种社会性危害环境继续恶化，那么自杀率会继续攀升。

请特别注意心脏疾病

  各种疾病中，癌症引起的死亡概率最高。40岁开始，癌症成为死亡的首要原因。癌症的死亡率始终占死亡原因的第一位，近年一直在增加，但是从2011年开始减少，2010年每10万人死亡144.4名，2011年降到142.8名。现在40岁的人与以前40岁的人相比，因癌症死亡的概率多少有所下降，当然20岁、30岁的人也是如此。假设这种减少趋势继续维持，那么20~40的人活到平均寿命时，也许癌症的死亡率会变得很低。实际上，在美国及西欧国家，导致死亡的第一原因是心脏疾病，第二位才是癌。在追随欧美生活习惯（包含很多肉类的菜单、不运动）的韩国，预计也会出现这种变化。

  2001年，每10万人有33.9名因心脏疾病死亡，去年为49.8名。由于心脏疾病的危险因素，如肥胖、肉类摄取、活动量不足等呈逐渐上升趋势，所以不难预测未来韩国国内因心脏疾病引起的死亡概率会上升。

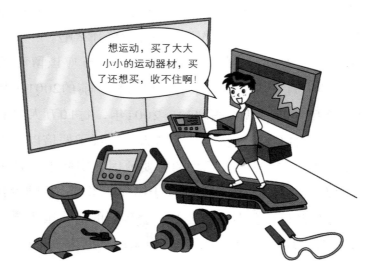

与心脏疾病不同，脑血管疾病呈快速减少趋势。虽然还是死亡的第二大原因，但是2001年的每10万人死亡人数为73.7人下降到2011年的50.7人。也许是因为发生中风等急症时能够快速采取更有效的急救措施，所以死亡率降低。若能实现更好的急救医疗，死亡减少的可能性更大。

现在马上开始运动吧

由上可知，现在20~40岁的人应该特别注意癌的预防和心脏疾病的预防。预防心脏疾病最重要的是运动心脏，即应该通过有氧运动使心脏运动，使心脏搏动数比平时增加1.5~2倍。如果运动不加强心脏功能，在关键的时刻就可能引起心脏问题。即使20~40岁的人有运动的习惯，也要保持每周进行3~5次，每次1小时左右的规律的有氧运动。立刻开始吧！不管是游泳、登山、走路、慢跑，还是骑固定式自行车，都可以。

家人健康

预防甲型肝炎

过去乙型肝炎、1990~2000年初丙型肝炎盛行，最近甲型肝炎成为新闻话题，特别是正值年轻健康年纪的20~30岁的人，感染甲型肝炎的人数大幅度上升。虽罕见，但也出现了致死的事例，其他症状也比其他年龄层严重。

通过由疾病管理本部和汉阳医科大学共同调查发表的《韩国甲型肝炎发生变化的趋势》报告可知，甲型肝炎的患者由2002年每10万人中有15.2人，略微缩减到2003~2004年的14人，又增加到2005年的18.8人、2006年的27.4人。

按统计的患者数，2006年感染甲型肝炎的患者数为2001名，之后一直在增加，2008年7895名、2009年15231名；从年龄段分布来看，20~30岁的患者比重最高。2001~2007年申报的患者数20岁的占45.3%，30岁的占33.3%，也就是说，10位甲型肝炎患者中约8位是20~30岁的人；从患者性别比例来看，男女感染发生比例为1.36：1，男性比女性更容易感染；从发病季节来看，初春和夏季之间最易发生。

为什么甲型肝炎增加

很多专家从患者小时候的卫生习惯中寻找到了甲型肝炎患者大增的原因。原来甲型肝炎是通过粪——口途径传播，即通过触摸感染了病毒的粪便传染给人，再由一个人传染给另一个人。小时候不遵守洗手等卫生规则，被感染了甲型肝炎却像患感冒一样没太在意，所以导致了大范围的传播。

实际上，通过相关学会的调查结果来看，1970年10人有甲型肝炎抗体的比率为80%，与那个年代相比，2007年10人中的抗体携带率不足20%。当然，现在20岁的人情况也大致如此。

值得庆幸的是，大部分甲型肝炎都能治愈。甲型肝炎的主要症状和感冒相似，表现为疲劳、无力、发热、头痛等，同时有食欲不振、恶心、呕吐、腹泻等轻微的消化系统症状。治疗方法也很简单，消除出现的症状，好好休息，均衡摄取营养，大部分人都能治愈。而乙型肝炎与丙型肝炎患者即使症状好转后，也会转成慢性疾病，部分患者在10~20年后将发展成肝癌。相反，甲型肝炎一次治愈即彻底治愈。

但是，有5%的甲型肝炎患者会出现闪电性的肝炎，是不可忽视的一种疾病。尤其是对于频繁出入酒席的20~30岁的人，致命的概率更高，应特别注意。

甲型肝炎的预防法

想预防甲型肝炎，切断传播途径很重要。甲型肝炎的传播途径是接触被病毒感染的饮食和人手。首先，食物煮熟后再吃很重要。幸运的是，用85℃以上的热水煮1分钟可以杀死病毒。自来水都是用氯消毒过的，存在病毒的可能性很小。同时最重要的是洗手，吃饭前、外出后应用肥皂清洗干净。

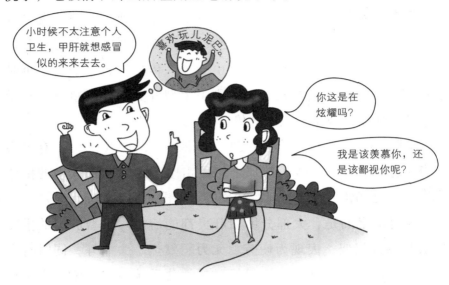

最积极的预防方法是预防接种。特别是免疫力相对低的虚弱人群，他们属于高危人群，更需要预防接种。高危人群是指患有使免疫力下降的其他疾病，或正在接受治疗的人，较有代表性的是携带乙型或者丙型肝炎病毒，或处于慢性感染状态的人等。

预防诺瓦克病毒和食物中毒

由于气温低，细菌的繁殖能力下降，会减少食物中毒的发生。但是病毒在低温的情况下更活跃，因此成为冬天食物中毒的主要原因。事实上，冬天食物中毒的代表性原因就是诺瓦克病毒。最近感染诺瓦克病毒而导致食物中毒的人增加，特别是最近急剧增加，晚秋到初春检出诺瓦克病毒的情况很多。因此疾病管理本部和相关专科医生建议，冬天烹调食物时一定要完全熟透后再吃，蔬菜类应该用干净的水清洗后食用，这样做可以预防诺瓦克病毒引起的食物中毒。

诺瓦克病毒流行的时间

疾病管理本部调查去年韩国国内发生的水因性疾病和食品媒介疾病的流行病原菌的结果，查明的151件案件中检出诺瓦克病毒的49件，占33%。与2011年的26件相比，增长了89%。实际上，这次调查中11月至次年3月发生食物中毒病例中，诺瓦克病毒占比例较高，2012年2月为52%最高，接下来依次是3月（46%）、11月（42%）、12月（37%）。

必要时入院治疗

食用被诺瓦克病毒污染的食物后，经过1~2天的潜伏期，感染者会突然出现发热、呕吐、腹泻等症状。小孩主要是呕吐，成人腹泻的情况则较多，腹泻像水一样稀薄，但是没有血和黏液。

这种情况下，健康人一般1~2天就可自然恢复，但严重时会出现脱水症状或严重腹痛。这时应尽快去医院输液，腹痛严重时应使用镇静剂。若出现脱水症状，尤其是孩子和老弱者，可能会加剧病情，应入院治疗。

食材在75℃以上充分煮熟

诺瓦克病毒在60℃左右的温度下加热约30分钟还具有感染性，在一般自来水的氯浓度下也可以生存，是抵抗性很强的病毒。被感染者的大便或者呕吐物污染的食物或水都会携带诺瓦克病毒，进而传染给其他人，也可以通过接触感染者接触的物品传染。诺瓦克病毒即使量很少也易感染，传染性很强。

传染性在初发现时最强，恢复后3天到2周内还有传染性，与其他任何传染病相比，更应该严格遵守个人卫生和食物中毒预防准则才可起到预防的效果。

首先，感染主要通过手传播，所以应彻底洗手，特别是做饭前一定要洗手。用肥皂洗手指间及手背，在均匀流淌的水下冲洗20秒钟以上。食物应使中心部位的温度达到75℃以上，充分熟透后食用。水烧开后喝较好，特别是自来水，饮用水务必烧开后喝。

怎样保护家人的
视力健康

在电视机、电脑、智能手机等视听设备越来越发达的现代，眼睛健康比任何器官都需要管理，特别是年轻时近视的人，上年纪后会变成远视。无论是谁，视力都是健康管理的一部分，视力和其他慢性疾病一样，对于20~30岁的人尤其重要。

步入老年后，导致视力丧失的代表性疾病是黄斑变性、青光眼、白内障、老花眼引起的远视。其中增长速度最快的是黄斑变性，这是一种视网膜中心部的黄斑产生异常，导致视力及视野下降的疾病。疾病逐渐加重，最终会影响性命，是一种可怕的疾病。

患了黄斑变性，快摄取叶黄素吧

黄斑变性虽然是因为老化引起的，但并非没有预防的方法。大家知道一种叫叶黄素的营养剂有助预防这种疾病，叶黄素有遮挡一部分紫外线的功效，能减少对角膜和网膜的损伤。

叶黄素多存在于绿黄色蔬菜中，比如西兰花、菠菜。西兰花和菠菜都是放在沸水里微焯即可食用的蔬菜。焯时不要放在沸水里太久，太久会破坏叶黄素，这一点应该特别注意。

青光眼和决明子茶

青光眼是因眼球的内压增高了，视野的特定部分变黑的疾病，病情越重，看上去发黑的部分就越大，最终会导致失明。目前为止，所有的药物都只是延缓疾病的恶化速度，不能治愈，因此眼科医生指出平时需要预防，特别是眼压超出正常范围的人需要格外注意。

决明子茶有助于青光眼的预防。很久之前我们就知道喝决明子茶可以明目，帮助恢复视力，眼睛充血或疼痛时也可起到镇定的作用。喝决明子茶对缓解眼疲劳也有效，但是喝一两天不会立即见效，所以应该坚持饮用。

预防白内障和干眼症的矿物和维生素

最近老年人做得最多的手术就是白内障手术。白内障是一种晶体上长白苔的疾病。手术是将长白苔的晶体换成人工晶体，由于手术简单而且副作用小，所以最近接受手术的人在增加。预防这个疾病的方法就是减少将眼睛暴露在紫外线下，含锌丰富的食物也有助于预防白内障，橘子、鲢鱼、牛奶、牛肉等食物中含锌量就很丰富。同时，维生素含量丰富的葵花籽、扁桃、红薯等对白内障的预防也有帮助。

最后，对干眼症有帮助的营养素是维生素A和花青素。胡萝卜、西红柿、胡椒粉中维生素A含量高，蓝莓中花青素含量高，多食有益。

增强骨盆肌肉

尿失禁是因为影响尿道压力的骨盆肌肉松弛，大笑或咳嗽时不知不觉排出小便的症状，严重时稍微按压腹部小便就会渗出。虽然男性也有这种情况，但是尿失禁主要发生在女性身上，女性多患这种疾病主要是在生产过程中肌肉受伤等原因导致变松弛，所以怀孕和生产、骨盆手术等是导致尿失禁的原因。有调查结果显示，这些原因占尿失禁原因的80%。医学上将之称为"腹压式尿失禁"，憋尿的骨盆肌肉无力的状态下，腹压高时小便会流出，因此得名。

除此之外，也有尿急时在去小便的过程中小便流出的"压迫性尿失禁"，也有因不能及时小便，膀胱内小便充盈后流出的尿失禁。

无论何种尿失禁，特别是患有腹压式尿失禁的人，因为对腹部稍微施力小便就会流出，所以很害怕出门。尿失禁对人们的日常生活造成很大的障碍，尤其是担心流出的小便散发味道而不愿见人等。

上了年纪就晚了

不想尿的时候也会漏尿，生活质量下降，所以应该预防。但是，等年纪大了再开始预防已经晚了。年轻时就应该锻炼控制排尿的骨盆肌肉，年纪大了后才不会尿失禁。

让我们关注一下与此相关的最新研究成果——强化骨盆肌肉的康复计划。2012年7月，首尔大医院的产科教授金荣范和康复医学科教授杨恩珠团队证明了"骨盆基础运动康复计划"的效果，这一计划是为各种生殖器械损伤、女性癌症患者的健康生活而开展的。

研究团队在2009年7~9月期间将34名妇科癌患者分成两组，一组进行康复计划，一组只观察，结果从骨盆肌肉的气力、性功能、脏器功能、膀胱功能等各方面取得了综合性的、有意义的成果。特别是尿失禁的情况，参加这个计划前34名患者中64.3%的患者有此症状，而4个月后，运动的一组还有尿失禁症状的人为33.3%，减少了一半。他们按照康复计划进行45分钟的骨盆基础运动，于是产生了这样的效果。

还有比这个更简单的方法。锻炼骨盆肌肉力量的代表性运动为骨盆肌肉强化运动，又名"KEGEL运动"（凯格尔运动）。这项运动不需要固定的时间和场所，也不需要运动器材，所以任何人都可以轻易做到。多国研究结果表明，年轻时就做这项运动，可以有效预防怀孕时出现的尿失禁和老年尿失禁。

简单地说，KEGEL运动就是用力忍大便和小便，即想象成肛门运动即可。要领是用力收缩肛门10秒钟，再放松10秒钟，连续做10次左右，每天早上、中午、晚上反复3次即可。一般6周到3个月就有助于消除尿失禁的症状，一般做这种运动对尿失禁的预防和治疗也有重要作用。

预防尿失禁的生活习惯

若想预防尿失禁，在做骨盆肌肉强化运动的同时，生活中要注意的也很多。比如应该避免腹压上升的情况，比较有代表性的是腹部肥胖会使腹压上升，增加尿失禁的可能性，所以应该维持适中的体重。便秘会增高腹压，所以应该改善便秘。过度憋尿，或者勉强小便，都会破坏膀胱和尿道的功能，反而成了导致尿失禁的原因。应该避免刺激膀胱的辛咸食物和咖啡、绿茶、烟等。尤其吸烟会诱发尿失禁患者咳嗽，增加症状次数或加重病情，所以请谨慎。

没有不良反应的减肥

　　短时间内减肥的方法不良反应都很大。突然减少能量摄取量，我们的身体会感到心脏、头脑活动、内脏和呼吸肌肉等肌肉运动所需的能量不足，因此会给大脑发送饥饿的信号。但是即使饿也不吃，血糖会降低，出现低血糖的症状。

　　从外界得不到需要的营养和能量，我们的身体就会从构成身体的组织中提取能量，比如分解储藏的脂肪和蛋白质。脂肪被分解生成能量的同时，会产生一种名为"酮体"的物质，酮体过多会使血的酸度过高。身体分解蛋白质会使免疫细胞变弱，从而导致免疫力下降，容易被感染。如果维生素、无机质等可以使身体均衡的成分不足，也会患上坏血病和脚气病等各种疾病。短时间内不吃饭或者只摄取特定的营养，也会得这种疾病。

关于肥胖的认识矫正

　　我们该怎么做才能不经受这种不良反应，又能找回适中的体重呢？首先，我们有必要纠正一下对肥胖本身的认识。医学界一般将"体重指数"作为衡量肥胖的标准，如果体重指数（体重÷

身高2倍）为25以上（体重以千克为单位，身高以米为单位），即视为肥胖。

但是有研究表明，韩国人的体重指数在22.6~27.5之间的人寿命最长。这个研究结果是首尔医科大学预防医学室刘根英教授以亚洲114万人（其中包含2万名韩国人）为对象，从2005年开始平均观察9年以上获得的结果，可信性非常高。

通过这个研究结果，可以说韩国人不同于西方人，稍微偏胖才是最健康的。简单地说，体重指数以25为基准，上下浮动2都是正常的。为了健康，保持在这个范围内就可以。

食疗法

如果体重指数为28以上，那么就要投入减肥大战了。即使这时，也不需要每天称体重等刻意的方法。外国研究表明，想减肥的人群中，每天称体重的人比偶尔称体重的人减的少。因为每天称完体重确定减了一定量的人会吃更多的食物、喝更多的酒。

我们应该从根本上改变生活习惯。首先，一日三餐应该规律。想通过早上或晚上不吃饭来减少热量摄取，结果午餐会吃的更多，夜宵吃的也多，最终导致减肥以失败告终。相反，设定计划，将平时每餐的热量控制在300~400千卡是明智的，饭量减到平时的2/3，减少摄入冰激凌、肉类、油炸食品等高热量食物，这样减少摄入的热量一个月也能少1.2~1.6千克。不吃肉类和油炸食品，增加蔬菜的摄取，减肥的同时还会改善便秘等，增加无机质和维生素的摄取可以实现均衡营养。

运动和习惯很重要

　　食疗的同时需要运动，比起单纯地减轻体重，通过预防体重增加或调整饭量达到的减肥效果维持得更久。不调节饮食的运动减肥效果不明显。

　　如果这种方法还是不能调解体重，可以考虑药物治疗。体重指数超过35的人属于过度肥胖，有必要考虑手术治疗。单一的一种减肥方法不是王道，也不是任意一种方法就可以维持一生。重要的是考虑身体整体健康，养成良好的生活习惯。

家族病史和癌症

　　如果家庭成员中有癌症患者，应该比普通人更频繁、更早开始有关疾病的身体检查。因为正如众所周知的概念，有家族病史的人患上癌症的可能性更高。

　　原因不仅仅是遗传的因素，共同的生活环境也是原因之一。比如一起生活在放射线泄漏的地方，相应的，因放射线患上癌的可能性便更大；如果是因为食物增加患癌症可能的癌症，那么吃同样食物的人患癌的危险性也更高。

有家族病史的人应尽早检查

　　事实上，2012年11月国立癌症中心发表的研究成果表明，如果家族中有患胃癌的人，那么其他人患胃癌的可能性也更高。这就是为什么要每年进行1次胃内镜检查。国立癌症中心胃癌中心的崔一忠博士组，2004~2009年以在国立癌症中心因胃癌就诊的2485名患者为对象，对内视镜检查周期和胃癌的发生及进行的分析结果表明，接受胃内镜检查的周期延长到4年以上，可以观察到胃癌的进行并发现胃癌。具体地说，接受内视镜检查后，1~3年内再接受内视镜检查确诊为胃癌的情况，即使发生胃癌，进行程度上也没有什么区别；但是间隔4年以上接受内视镜检查的情况，比胃癌初期被发现的比率低。从数值上看，3年内接受检查时，胃癌1期的比率为70%；间隔4年以上接受检查时，约为60%；如果从来未接受过胃癌检查，出现症状后接受检查，诊断为癌1期的只有45%。而患者间隔1年接受胃内镜检查，尤其是有家族病史的，胃癌初期被发现的可能性更高。

如果有家族病史，经常接受检查比较好

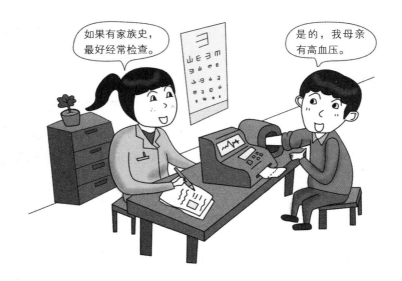

胃癌是这样，乳腺癌也是

胃癌初期发现无须开刀，只用内视镜就可以手术。一旦发现胃癌1期，说明癌症基本上已经存在5年以上了。研究组称：国家癌症检查机构提醒大家，患有胃癌的40岁以上的成人，应隔两年接受1次胃内视镜检查，而有家族病史的人有必要每年检查1次。

其他癌症也如此。如果自己的母亲或姐妹中有人患有乳腺癌，与家庭成员中没有的情况相比，自己发生乳腺癌的可能性高2~3倍。如果母亲的姐妹中有两位以上的患者，自己患上乳腺癌的可能性则比普通人高8~10倍。但是韩国乳腺癌学会2012年调查的结果表明，家族中有乳腺癌患者的人接受乳腺癌初期诊断的比率仅为53%，比一般人接受检查的比率（56%）还要低。一般人会通过自我检查确认乳房内是否有疙瘩和肿块等，一般人每月1次自行确认的比率为15.9%，比家庭中有乳腺癌患者的人高7.5%。学会建议乳腺癌患者的家人应及早诊断，最好定期接受超声波检查等。

和胃癌、乳腺癌一样，大肠癌等其他所有的癌具有类似特点，只要有癌症家族史，患癌症的可能性就更高。尤其大肠癌中有100%遗传的癌症种类，所以有家族病史的人应通过和医生商谈及早开始检查、经常接受检查。

酒精与精子

　　怀孕前的女性们应该戒酒、戒烟，这已经是常识了。如果孕妇饮酒过多，酒精会传给胎儿，胎儿几乎没有分解酒精的能力，所以酒精对胎儿的肝和脑造成的影响比孕妇还大。

　　有报道称，吸收了很多酒精的胎儿出生时体重会比正常轻，轻的不多，但是可能会引起精神迟缓等神经系统异常。即使出生时体重正常的胎儿，在随后成长的过程中也会频繁感染疾病。

　　那么男性哪？有很多说法被误传，如备孕期间最好适当饮酒，可以帮助很好地受孕，甚至会生儿子等种种。对于男性饮酒，社会方面很宽容，认为对怀孕不会有很大影响。

　　但是最近报道了一条惊人的研究结果，研究称男性过度饮酒不仅会损害自己的肝、胃、小肠、大肠的健康，而且可能会对精子的产生有不好的影响。不仅如此，下一代的精子生产能力也会下降。这一结果不能不令人惊讶。

精子讨厌酒精

　　食品医药品安全厅在2011年秋天向国会递交了非常有趣的实

验结果，研究报告书的标题也意味深长，名为"受酒精影响的1代生殖细胞会影响下一代"。报告书的内容也不亚于标题，十分具有冲击性。实验中给雄鼠定期喂酒精，结果导致相应的雄鼠精巢的重量和精子的运动性下降。用这种雄鼠的精子受精产生的鼠崽，睾丸和精子的运动性也不如正常的活跃。

具体的数值如下：开始的9周，用20%的酒精（每1000克含3~6克酒精）持续喂雄鼠，雄鼠的精子重量减少14.9%~17.2%；喂酒精的老鼠的精子运动性较不喂的老鼠下降25.8%~43.8%，射精后精子游向卵子的运动也不好。再加上酒精的副作用会原封不动地传给下一代，于是喂酒精的老鼠产的1代崽的精子运动性也比不喂酒精的老鼠后代低10.7%~11.5%。

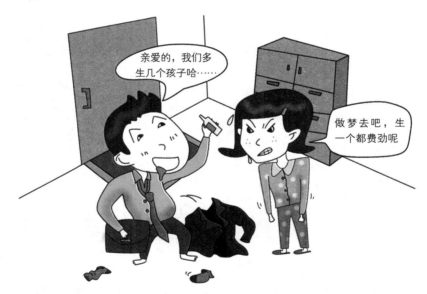

值得安慰的是，实验中用的20%的酒精量是相当多的量。给实验的雄鼠每天喂60千克，9个月一直喂。假设每瓶烧酒里含有80克左右的酒精，则相当于每天喝2~4瓶烧酒。如果每天喝如此量的酒，连续喝9周，先不说精子的生产能力，能活着就不错了。也可以解释为暴饮会出现这种结果，但这并不是说少喝一点就是安全的。

药品食品局研究组表明"这次的研究结果是由动物实验获得的，是否适用于人还需慎重"，同时这次实验也将成为"不仅对于备孕的女性，备孕的男性也应该养成谨慎饮酒的习惯"的一个参考资料。

生理期过后自查乳房

　　10年前开始，乳腺癌已经成为韩国女性的三大癌之一。从21世纪00年代初到中期，乳腺癌始终是女性癌症的第一位，而21世纪00年代后半期，甲状腺癌成为第一位。这个领域的专家表明，与其说甲状腺癌的发生增加了，不如说是因为健康检查普及，更多的人接受了超声波检查而被发现的缘故。

　　值得庆幸的是，甲状腺癌或者乳腺癌虽都是癌症，但都属于存活率较高的癌症。甲状腺癌经过诊断和治疗后，5年以上存活率为99.8%。这一领域的医疗队也指出，甲状腺癌诊断和治疗后可以活10~20年，所以与一般发现后生存期很短的癌症不同。

　　乳腺癌诊断和治疗后，5年以上存活率为90.6%，即10名患者中9人以上能活过5年。特别是乳腺癌1期、2期等早期发现的患者，活过5年的概率达到100%。所以早期诊断很重要。

　　关于乳腺癌的初期诊断，现在政府和相关领域医疗专家建议的方法是自行诊断。月经结束后5~7天，乳房体积会变小，相对来说比较容易摸到乳房内的瘤或者肿块，所以建议这个时间触诊。乳房中的肿块并不一定就是瘤或癌，正常的乳腺组织摸上去也会像肿块。由于可以减少这种可能性，所以说这个时间段较好。

触诊的方法是：举起一侧手臂，用另一只手从腋窝开始摸到乳房，再放下手臂触诊乳房。即使摸到什么块状物也不必过分担心，它们大部分是乳房原来的组织，或良性瘤的情况居多。有研究结果表明，经过检查，摸到的肿块80%以上是纤维组织。与之相比，更应该注意的是这个月的检查结果与上个月的不同。

若母亲、外祖母、姐姐或者妹妹中有患有乳腺癌患者，自己更应该特别注意，因为患乳腺癌的可能性同样较高。家族中有乳腺癌的患者，又发现自己的乳房中也有肿块的人，应尽快到医院做相关检查。

关于乳腺癌的说法

关于乳腺癌的说法很多，简单整理几条如下：

● 有人说乳房痛或者发硬有可能是乳腺癌。

这与事实不符。乳腺癌发展到一定程度会出现痛症，但是在这之前就能摸到肿块的可能性很高。乳房感觉到疼痛、发硬，月经之前乳房受激素影响也会出现同样的症状，与乳腺癌相比，这种可能性更高。

● 乳房大的人更容易患乳腺癌。

这不是医学探明的事实。家族中有乳腺癌患者、月经开始早、闭经晚、未生育或生育少、未哺乳或哺乳时间短，符合以上这些情况的人患乳腺癌的可能性更大。在乳腺癌的发生和发展过程中起到重要作用的是雌性激素，这些情况下雌性激素分泌的时间变长，或者肉类摄取过多、肥胖，都是诱发乳腺癌的危险因素。闭经后雌性激素代替疗法使雌性激素水平升高，因此同样提高了患乳腺癌的可能性。

大家知道，规律的运动、豆类的摄取、素食等都有助于预防乳腺癌。作为参考，有必要注意男性也会患上乳腺癌的事实。2011年，男性患乳腺癌死亡的人数为每100万人中有1人，比2010年增长了89%。

作者后记

　　每个人都是在失去健康以后才明白健康的重要。现如今慢性疾病盛行，年龄和健康的相关性也在弱化。从年轻时起，从小时候起，就应该明白健康的重要性，提前预防年老后会出现的疾病。但是我们发现，就连我们熟知的事也不容易付诸实践。因为时间和经济条件不允许，或者不知道具体的方法或对此毫不关心。

　　为了我们的健康，需要我们每个人的努力，同时需要家庭、职场、社会、政府的帮助。作为医疗领域的记者，我一方面写关于医疗保健政策的报道；另一方面谋求政策的变化，但是现实中，我们能切身体会到的政府政策还远远不足。因此针对职场人士，特地编写了这本对日常生活有帮助、包含健康疗法的书。

　　这本书里出现的内容尽量以研究结果为依据。虽然尽力做到言简意赅，但还是有一些难以理解的部分，望请谅解。我虽然是医科大学毕业的记者，但是通过采访了解，深感编书不是件易事。为了编写此书，也疏忽了对家人的照顾，在此也非常感谢我深爱的妻子和孩子。

2013年春，金杨中

图书在版编目（CIP）数据

　30岁后体力不败的秘密　/（韩）金杨中著；王志国，张传伟
译. -- 长春：吉林科学技术出版社，2014.9

　ISBN 978-7-5384-8284-3

　Ⅰ．①3… Ⅱ．①金… ②王… ③张… Ⅲ．①保健—青年
读物 Ⅳ．①R161.5-49

中国版本图书馆CIP数据核字 (2014) 第218686号

30岁后体力不败的秘密

著　[韩]金杨中
译　王志国　张传伟
助理翻译　罗　岩　苏　莹
出版人　李　梁
策划责任编辑　隋云平
执行责任编辑　李永百
封面设计　长春市创意广告图文制作有限责任公司
制　　版　长春市创意广告图文制作有限责任公司
开　　本　710mm×1000mm　1/16
字　　数　180千字
印　　张　11.5
印　　数　1-8000册
版　　次　2015年1月第1版
印　　次　2015年1月第1次印刷

出　　版　吉林科学技术出版社
发　　行　吉林科学技术出版社
地　　址　长春市人民大街4646号
邮　　编　130021
发行部电话/传真　0431-85635176　85635177　85651759
储运部电话　0431-86059116
编辑部电话　0431-85670016
网　　址　www.jlstp.net
印　　刷　长春第二新华印刷有限责任公司

书　　号　ISBN 978-7-5384-8284-3
定　　价　35.00元
如有印装质量问题可寄出版社调换
版权所有　翻印必究